现代著名老中医名著重刊丛书·《第五辑》

中医外科证治经验

段馥亭　讲授

中医研究院内外科研究所外科研究小组　整理

人民卫生出版社

图书在版编目（CIP）数据

中医外科证治经验/段馥亭讲授．中医研究院内外科研究所外科研究小组整理．—北京：人民卫生出版社，2008.1

（现代著名老中医名著重刊丛书　第五辑）

ISBN 978－7－117－09586－0

Ⅰ. 中… Ⅱ.①段…②中… Ⅲ. 中医外科学－中医学临床－经验　Ⅳ. R26

中国版本图书馆 CIP 数据核字（2007）第 191296 号

| 人卫智网 | www.ipmph.com | 医学教育、学术、考试、健康，购书智慧智能综合服务平台 |
| 人卫官网 | www.pmph.com | 人卫官方资讯发布平台 |

现代著名老中医名著重刊丛书

第 五 辑

中医外科证治经验

讲　　授：段馥亭

整　　理：中医研究院内外科研究所外科研究小组

出版发行：人民卫生出版社（中继线 010-59780011）

地　　址：北京市朝阳区潘家园南里 19 号

邮　　编：100021

E - mail：pmph @ pmph. com

购书热线：010-59787592　010-59787584　010-65264830

印　　刷：北京虎彩文化传播有限公司

经　　销：新华书店

开　　本：850×1168　1/32　印张：4

字　　数：79 千字

版　　次：2008 年 1 月第 1 版　　2024 年 9 月第 1 版第 5 次印刷

标准书号：ISBN 978-7-117-09586-0

定　　价：10.00 元

打击盗版举报电话：010-59787491　E-mail：WQ @ pmph. com

（凡属印装质量问题请与本社市场营销中心联系退换）

出版说明

自 20 世纪 60 年代开始，我社先后组织出版了一批著名老中医经验整理著作，包括医论医话等。半个世纪过去了，这批著作对我国近代中医学术的发展产生了积极的推动作用，整理出版著名老中医经验的重大意义正在日益彰显，这些著名老中医在我国近代中医发展史上占有重要地位。他们当中的代表如秦伯未、施今墨、蒲辅周等著名医家，既熟通旧学，又勤修新知；既提倡继承传统中医，又不排斥西医诊疗技术的应用，在中医学发展过程中起到了承前启后的作用。这批著作均成于他们的垂暮之年，有的甚至撰写于病榻之前，无论是亲自撰述，还是口传身授，或是其弟子整理，都集中反映了他们毕生所学和临床经验之精华，诸位名老中医不吝秘术、广求传播，所秉承的正是力求为民除瘼的一片赤诚之心。诸位先贤治学严谨，厚积薄发，所述医案，辨证明晰，治必效验，不仅具有很强的临床实用性，其中也不乏具有创造性的建树；医话著作则娓娓道来，深入浅出，是学习中医的难得佳作，为近世不可多得的传世之作。

由于原版书出版的时间已久，已很难见到，部分著作甚至已成为学习中医者的收藏珍品，为促进中医临床和中医学术水平的提高，我社决定将一批名医名著编为《现代著名老中医名著重刊丛书》分批出版，以飨读者。

第一辑收录 13 种名著：

《中医临证备要》   《施今墨临床经验集》

《蒲辅周医案》　　　　　　　　《蒲辅周医疗经验》

《岳美中论医集》　　　　　　　《岳美中医案集》

《郭士魁临床经验选集——杂病证治》

《钱伯煊妇科医案》　　　　　　《朱小南妇科经验选》

《赵心波儿科临床经验选编》　　《赵锡武医疗经验》

《朱仁康临床经验集——皮肤外科》

《张赞臣临床经验选编》

第二辑收录 14 种名著：

《中医入门》　　　　　　　　　《章太炎医论》

《冉雪峰医案》　　　　　　　　《菊人医话》

《赵炳南临床经验集》　　　　　《刘奉五妇科经验》

《关幼波临床经验选》　　　　　《女科证治》

《从病例谈辨证论治》　　　　　《读古医书随笔》

《金寿山医论选集》　　　　　　《刘寿山正骨经验》

《韦文贵眼科临床经验选》　　　《陆瘦燕针灸论著医案选》

第三辑收录 20 种名著：

《内经类证》　　　　　　　　　《金子久专辑》

《清代名医医案精华》　　　　　《陈良夫专辑》

《清代名医医话精华》　　　　　《杨志一医论医案集》

《中医对几种急性传染病的辨证论治》

《赵绍琴临证 400 法》　　　　　《潘澄濂医论集》

《叶熙春专辑》　　　　　　　　《范文甫专辑》

《临诊一得录》　　　　　　　　《妇科知要》

《中医儿科临床浅解》　　　　　《伤寒挈要》

《金匮要略简释》　　　　　　　《金匮要略浅述》

《温病纵横》 《临证会要》

《针灸临床经验辑要》

第四辑《方药中论医集》收录 6 种名著：

《辨证论治研究七讲》 《中医学基本理论通俗讲话》

《黄帝内经素问运气七篇讲解》 《温病条辨讲解》

《医学三字经浅说》 《医学承启集》

第五辑收录 19 种名著

《现代医案选》 《泊庐医案》

《上海名医医案选粹》 《治验回忆录》

《内科纲要》 《六因条辨》

《马培之外科医案》 《中医外科证治经验》

《金厚如儿科临床经验集》 《小儿诊法要义》

《妇科心得》 《妇科经验良方》

《沈绍九医话》 《著园医话》

《医学特见记》 《验方类编》

《应用验方》 《中国针灸学》

《金针秘传》

　　这批名著大多数品种原于 20 世纪 60 年代前后至 80 年代初在我社出版，自发行以来一直受到读者的广泛欢迎，其中多数品种的发行量都达到了数十万册，在中医界产生了很大的影响，对提高中医临床水平和中医事业的发展起到了极大的推动作用。

　　为使读者能够原汁原味地阅读名老中医原著，我们在重刊时采取尽可能保持原书原貌的原则，主要修改了原著中疏漏的少量印制错误，规范了文字用法和体例层次，在版式上则按照现在读者的阅读习惯予以编排。此外，为不影响原书内容的准确性，避免因换算造成的人为错误，部分旧制的药名、病名、医学术语、计量单位、现已淘汰的检测项目与方法等均未改动，保留了原貌。对于犀角、虎骨等现已禁止使用的药品，本次重刊也未予改动，希冀读者在临证时使用相应的代用品。

人民卫生出版社

2007 年 11 月

4

中医外科是祖国医学的主要组成部分之一，它与中医内科有着密切的联系，通过历代医家的努力，在临床上积累了极其丰富的经验，由这些经验又总结出许多为外科所独有的理论，使外科发展成为一门独立的学科。这些经验和理论，除载于历代医书之外，有很大一部分则是掌握在中医老大夫手中。

对于中医老大夫的丰富经验，通过传统的师徒传授形式，认真地继承下来，加以整理发扬，这是当前学习中医的任务之一，也是继承发扬祖国医学遗产的方法之一。我们遵照领导的指示，先后拜段馥亭老大夫为师。

段馥亭老大夫在北京业外科已有四十余年，经验和理论都很丰富，平日诊病，必先根据四诊，细心辨证，然后进行治疗。对外用药的选用，段老师悉心钻研，在古方的基础上，又有所改进，因此，疗效比较满意。在工作态度上，段老师对病者极为同情体贴，慰问时加，如同对待亲人一样，所以深得病家的爱戴。1956年段老师参加中医研究院工作，极受党的重视和关怀，在诊余之暇，将毕生经验，毫无保留地传授给我们，谆谆教导，诲而不倦。不幸于1959年5月逝世，我等再也不能受到段老师的亲切教导，实觉无限遗憾。我们一方面为了纪念我师教导之苦心，另一方面深恐段老师经验失传，故有本集之作。

本集的内容，主要是介绍段老师的治疗经验，对中医外科理论，则仅按中医体系作一般的简介。在叙述各类疾病的同时，选录了一部分段老师所经治的医案，最后还提出我们对这些病症的体会。由于我们随师时间尚短，未能将老师一生之宝贵经验全部表达出来；又由于我们理论水平与临床经验都很有限，其中错误之处，在所难免。希望通过本集，供读者在诊疗中多一参考，俾段老师经验有所发扬，尚祈读者们多予批评指正。

中医研究院内外科研究所外科研究小组

于文忠　王广津　叶仲琨　叶应聪　余桂清

庄国康　段凤舞　赵永昌　张代钊

1960年1月

目录

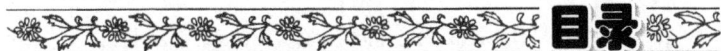

2

第一章　中医外科一般简介

（一）**范围**　中医外科的范围，大多数是外有形症可见的病证，如痈、疽、疔、疖、丹毒、瘰疬、流注、麻风、莓疮、皮肤病、五官病等。但也包括某些内脏病，如肺痈、胃痈、肠痈及某些流行时疫，如发颐、时毒等症。

外科疾患一般可以分为两大类，就是痈疽和杂症。这种分类法，正与内科分为伤寒温病和杂症的情况相似。伤寒、温病的知识是中医内科的基本部分，同样，有关痈、疽的知识也是中医外科的基本部分。这不仅是因为痈、疽是二种最常见而重要的疾病，而且广义地说，痈、疽也包括了所有的肿疡和溃疡。理解这一点将有助于学习中医外科的辨证和在临床时指导治疗。广义的说，凡是表现为红肿高大，焮热疼痛，未成脓易消散，已成脓易溃破，溃后易敛，脓液稠粘的，都属于痈，治疗以清凉消散为主；凡表现为漫肿平塌，不热少痛，未成脓难消散，已成脓难溃破，破后难敛，脓水清稀的，都属于疽，治疗以温经通络为主。后世医家都把上面所说痈的形证称为阳症，疽的形症称为阴症，而痈、疽则指一些具体的疾病。

（二）**命名**　中医外科疾病的命名，多以疮的形状、部位、颜色、病因等为依据。如疮形小而浅在，发于皮肤之上的肿块称为疖，"疖者节也"；较大较深发于肉脉之间的肿块称为痈（如臀痈、乳痈）。形小根深，疮头坚硬，突出来好像铁钉的样子，就叫做疔。疔以部位称的如唇疔、指疔；以形状称的如蛇头疔、托盘疔；以颜色合形状称的如红丝疔。

因于忧思郁结或外感六淫之邪，致气血阻滞而发病的叫做疽，"疽者沮也"。由于病因不同，所以疽分为两类：感于六淫而发病的为阳疽。阳疽初起，形同粟粒，疼痛有时，根盘松活，疮顶高尖鲜红，易溃易敛，脓稠无血。因于七情而发病的为阴疽。阴疽初起，漫肿无头或未老先白头，疼痛不甚或只麻痒而不痛，根盘散漫不收，色白漫肿，难溃难敛，脓稀带血水或夹干酪状渣。阳疽多以部位命名，如脑疽、背疽等；阴疽多以形症命名，如附骨疽、穿踝疽、石疽等。疽的病损范围特别大，如碗如盘，穿破脓头甚多的，叫做"发"。"发"有以部位命名的，如脑后发、背发（即发背）；有以形状命名的，如脓珠突出如莲房的叫做莲子发，脓孔凹陷如蜂房的叫做蜂窝发。

病发走窜流注的叫做流注。流注的主要症状是漫肿无头，皮色不变，流走下注，发无定处。由于发病原因及临床表现的不同，流注亦分阳症、阴症两种：阳症多因于风寒客热或暑湿交蒸，初起憎寒壮热，遍身骨节疼痛，以后则一处或数处漫肿；阴症多因于病后体弱或寒邪入络而成，初起痠楚难忍，疼痛轻微，继则运动障碍，日久脓成，脓水清稀。

因于脏腑气逆，郁结生痰；当汗不汗，蓄积生痰；

过伤饮食，津液不行，聚而生痰——统称为痰症。痰可分虚实两类：虚痰如瘰疬、流痰、附骨痰；实痰如风痰、痰毒、痰核等是。瘿瘤二症，都是以形状来命名的。瘿症属阳，以蒂小下垂如缨络之状而得名；瘤症属阴，因境界清楚，按之较硬而著称。

发病皮色鲜红有如涂丹者叫做"丹"。因于部位形症的不同，"丹"又有多种名称，如发于腰之周围的，叫做缠腰火丹，流窜于下肢的叫做流火，发于小儿周身的，叫做赤游丹。

凡孔窍中有息肉突出的统称为痔。痔常以部位来分，如生于耳内的称为耳痔；生于鼻孔的叫做鼻痔；生于肛门的名曰肛痔，亦称痔疮。

凡疮疡溃后，疮口小而深陷，脓水淋滴如漏的，统称为漏或瘘。但以瘘多发于肛门，故瘘常为肛瘘的简称。

此外，在皮肤病中的疮、疥、癣、风等，无一不以形状、病因、颜色、部位而命名，兹不一一细述。

总之，外科病名虽多，临症时主要还是辨证施治，不为病名所束缚，则不致误入一病一方的歧途。

（三）**病因**　外科疾患的发病原因，和内科一样，分为内因、外因、不内外因三种。凡感受风、寒、暑、湿、燥、火六淫而发病的，属于外因；因七情——喜、怒、忧、思、悲、恐、惊的影响而致病的，属于内因；由跌仆损伤、饮食房室、虫兽汤火等而成病的，则属不内外因。在中医外科，还常以发病部位来推测其发病原因，例如发于人身上部（头面、颈项）及皮肤浅表部位

3

的疾患，多因于风（风温或风热），盖"风性上行"也；发于下肢、前后阴的疾患多因于湿（寒湿或湿热），盖"水性下趋"也；发于中部胸腹、腰背的疾患则多因于气或火（气郁或火郁），盖"气火俱发于中"也。不过，这仅是一般规律，临症时还要斟酌病情，推求原因，不能单纯用发病部位来决定病因。

历代医家对外症病因的意见，有偏重于火的（如刘完素），有偏重于湿的（如李东垣），有偏重于气郁的（如陈无择），有偏重于血热的（如朱丹溪），见仁见智，虽有不同，但归纳起来，其结果仍是象内经"生气通天论"所说的："荣气不从，逆于肉理，乃生痈肿。"可见无论病因如何，其发病机理不外是荣卫不和、气血凝滞、经络阻塞，发为痈疡。

（四）诊断 外科疾病的诊断，和内科一样，也是通过望、闻、问、切才能确定证属阴、阳、表、里、寒、热、虚、实的。不过对外科病的诊断，除要注意病者的全身症状之外，还要特别重视局部的检查。把全身症状和局部症状密切结合起来，进行辨证，才可能得出正确的诊断。现将需要注意辨别的几点分述如下。

1. 辨阴阳：凡病起急骤，全身伴有发热恶寒、头痛、口渴、便秘等症状，局部炎症明显，疮形高肿，根脚紧束，皮红痛剧，未成脓的容易消散，已成脓的容易破溃，脓色黄稠而无臭，溃破后容易收口，肉芽红润而坚实的，都属于阳证。反之，凡发病缓慢，病人的体质比较瘦弱，全身有潮热盗汗、食少便溏，局部疮形漫肿平塌，根盘散漫不收，表面不红不热，不痛或微痛、或痠痛、或麻痒，未成脓的不易消散，已成脓后不易溃破，已溃破的难于收口，脓水清稀而秽臭，肉芽苍白水肿，这都属于阴证。不过，阴证阳证的出现，有时并不是很典型的，例如口微渴而喜热饮，漫肿而不甚高，疼痛而不甚，微温而不热，微红而色淡，易溃而难收等等，都是既象阴证又象阳证，所以有时又称之为半阴半阳证。

2. 辨肿：人身的气血，是周流不息的，稍有雍滞的话，就会发生肿痛。肿的形症很多，通常有虚肿、实肿、火肿、寒肿、湿肿、风肿、痰肿、气肿、郁肿、瘀肿等十肿之别。所谓虚肿，是指肿势散漫平塌，肉肿疮不肿，属阴证，多发生于深部，如流注、流痰就是属于虚肿。所谓实肿，系指肿块高突，疮肿肉不肿，属阳证，多发生于浅部，如痈就是属于实肿一类。所谓火肿，肿处的皮肤既红且热，属阳证，如丹毒就是属于火肿之类。所谓寒肿，肿势木硬，色白或黯青，属阴证，如附骨流痰就是属于寒肿一类。湿肿的病人，皮肉有重坠的感觉，按压肿处好像烂棉花一样，如鹤膝风便是属湿肿一类。风肿的肿处比较宣浮，随处发生，游移不定，如游风便是属于风肿一类。痰肿的皮肤，不红不热，它的硬度好像馒头一样，象痰核就是属于痰肿一类。所谓气肿，皮色象正常一样，不红不热，情绪好的时候，肿块就见消散一些，情绪不好特别是发怒的时候，肿块就见利害些，例如乳癖就是属于气肿一类。所谓郁肿，系因为郁结伤肝，肿块坚硬如同岩石一样，例如"岩"就是属于郁肿之类。瘀肿的原因有二：一种是

5

因为跌仆瘀血而作肿，来势急骤，肿处发热，皮肤不红，有发胀的感觉；另一种是因为产后有瘀血，把经络阻塞而发肿，肿处皮肤微红，比较坚硬，有发木的感觉。

3. 辨痛：气血凝滞则不通，不通则痛。但这只是指肿疡而言。如果肿疡溃破后（即溃疡）仍有疼痛的话，就属气血虚弱，应施滋补，而不能还作为气血凝滞用疏通的治法了。一般的说，虚痛喜按，实痛拒按。寒痛皮色不变，遇暖则轻；热痛皮色焮红，遇冷则减。跳痛为腐肉作脓，按之随手而起，甚或恶寒发热。瘀血作痛，初起麻木隐痛，微热微胀，将溃时，皮色紫而有轻微的疼痛，已溃破则不痛。风痛走注甚速；气痛流走无定，刺痛难忍。

肿与痛的关系极为密切，常可借之作为诊断和预后的帮助：

（1）先肿而后痛者，其病浅，外疡轻症如疖、痈属之。

（2）先痛而后肿者，其病深，内痈、附骨流注之类属之。

（3）但痛而不肿者，乃经络闪挫伤或为风寒湿痹。

（4）但肿而不痛者，上部为风，如大头瘟；下部为湿，如脚气；其他为赘瘤。

（5）肿势收束而痛反剧者，毒已成脓，由深而浅。

（6）肿渐坚巨，痛亦渐增，为内脓已成，难于溃破。

（7）肿尚柔软，而痛不甚，为气血衰弱不能托毒外出。

（8）肿势散漫，而无处不痛，为病邪四窜，其势方张。

（9）肿势蔓延，而痛犹在一处，可望毒聚而不散。

（10）肿结日久，不甚高突，坚硬不移，但痠胀而不痛，这是瘰疬、流痰之类的征候。

（11）坚硬日久，初不红肿，蒂固根深，时觉抽痛，这是乳岩、失荣的征候。

（12）肿势散漫，而痛反不甚，乃毒已走散，症状恶化，预后不佳，这是疔毒走黄或阴疽内陷的象征。

4. 辨麻木：麻为血不运，木为气不行。故麻者，木之轻也；木者，麻之重也。肿疡之现麻木者，或为疮毒壅塞、气血失运，如疔、疽；或为肌肤已死、气血不通，如麻风、莓疮。但溃疡如见麻木，则是气血亏虚的表现。

5. 辨痒：俗云"痛痒相关"，但痛为气血不通，痒则多为风郁于肌肤所致。风性善行而数变，袭入肌肤，走窜四注，则遍身搔痒，如风癣、瘾疹、血风疮之类是。风胜则燥，血燥发痒，常经年累月，不易速愈，如干疥、疬癞之类是。除风痒之外，还有湿痒、虚痒、毒痒、敛痒、血行作痒等之别。湿痒是因为湿留肌表，血浊不清，积湿生热，浸淫四窜，黄水频流，如湿癣；甚或蕴湿而生虫，其痒尤烈，如脓疥。虚痒是因为脾虚不能统血、血虚不荣肌腠而生，如老年、产后之痒属之。毒痒是因为疔疮大毒，毒气不能外达，淫溢四散而致肌里作痒，是属危险征候。所谓敛痒，系因溃疡腐肉已

7

脱，肉芽新生，除旧生新，气血贯注，所以发生轻微的痒感。血行作痒，系指肿疡逐渐消散，气血流通，是将愈的好现象。

6.辨脓：凡肿疡觉热而跳痛，按之下陷随手而起的，是有脓的证据。轻按即痛为脓在浅表，重按始痛其脓必深。深按速起者为水样物，缓起者为败酱脓。

一般痈疽疮疡，溃后先宜出黄白稠脓，数日后出桃花色脓，最后流淡黄脂水，生肉长皮而愈。设脓水色白而稀薄，其人必虚；但有因酿脓日久，未及溃破的，其脓亦较稀。设脓水稀且夹有白色腐块，乃属虚痰。设脓中杂有血液，是属伤筋血瘀。设脓出污浊如秽水，或腥臭如瘀泥，是为败酱脓，乃正气大亏，多属不治之证。

7.辨经络：经络为气血运行的道路，沟通人体表里内外，所以说，疮疡虽生于体表，但与脏腑则密切相关。如疮疡发于头顶项背中线者，属督脉经病；生于头项腰背两侧者，属足太阳膀胱经病；生于面部及乳部者，属足阳明胃经病；生于耳前后者，属足少阳胆经病；发于胁肋部者，属足厥阴肝经病；生于手心者属手厥阴心包络经病；生于足心者属足少阴肾经病。腰背属阳经，胸腹属阴经。臂膊伸侧属手三阳，屈侧属手三阴。下肢外侧属足三阳，内侧属足三阴。倘病害甚大，布于数经所过的部位，就应该以最初肿痛的部位来辨其经络之所属，以便分经用药。

8.辨脉象：脉象所主病，一般与内科相同，兹不赘述。但同一脉象，发生在肿疡阶段和溃疡阶段有时有迥然不同的意义，这是要特别注意的。例如：浮脉一般主病在表，而在肿疡期则多主风，在溃疡期则为虚。数脉一般主热，肿疡未溃见数脉亦主热，系邪盛的表现；若溃后仍见数脉，则表示余毒未尽，痈脓盘囊。迟脉一般主寒，但在肿疡时见迟脉，则多为阴寒大症，难以速愈；而溃疡见迟脉，则表示邪气已衰，元气不充。滑脉一般主有痰饮，但外科疾病见滑脉，除确有痰宜祛痰外，无痰者都是好现象，是气血充沛，预后良好的表现。涩脉一般主血少津伤，但如肿疡而见涩脉，则为毒邪阻滞。涩而有力为实，涩而无力为虚。若溃疡见涩脉多主病脉相应，宜加温补。总之，"疮疡未溃之先，脉宜有余；已溃之后，脉宜不足。未溃而见有余之脉，毒气盛也，攻之不必迟疑；已溃而见不足之脉，元气虚也，补之方为正当。倘未溃而见不足之脉，毒气陷而元气虚，须补阳以托毒，人参、黄芪，不可缓也；已溃而见有余之脉，毒气盛而元气滞，须补阴以化毒，地黄、当归，亟宜投也"。(引自外科真铨)

9. 辨舌苔：辨认舌质和舌苔，常可帮助诊断，这在中医外科也很重要。正常舌的颜色是淡红，无苔或只有很薄的一层淡苔。舌苔薄白而润主有风寒；薄白而干燥则主燥；苔薄白而舌质红则为风热；苔白而腻主有寒湿。黄苔主热，苔白转黄主热邪由表入里；淡黄者其热轻；黄厚而糙者其热重；苔黄而腻则主湿热。苔灰黑而燥裂为热极伤阴；灰黑而湿润则主虚寒。

(五) 预后 外科病的预后，可通过善恶、顺逆来作判断。所谓善，就是好现象，恶就是坏现象，顺就是正常现象，逆就是反常现象。

关于善恶，历来医家有五善七恶之说。在预后上，认为五善见三则吉，七恶见二则凶。

五善 动息自宁，饮食知味，一善也。便利调匀，二善也。脓清肿消，三善也。神采精明，语音清亮，四善也。体气平和，五善也。

七恶 烦躁时嗽，腹痛渴甚，或泻利无度，小便如淋，一恶也。脓血大泄，焮肿尤甚，脓色臭败，痛不可近，二恶也。喘粗短气，恍惚嗜卧，三恶也。目视不正，黑睛紧小，白睛青赤，瞳子上看，四恶也。肩背不便，四肢沉重，五恶也。饮食不下，服药而呕，食不知味，六恶也。声嘶色败，鼻色青赤，面目四肢浮肿，七恶也。

关于顺逆，可分别疮疡初起、脓成、已溃、生肌等四个阶段来观察。

1. 初起——顺症：顶高根活，色赤发热，焮肿疼痛，日渐高肿。逆症：顶平根散，色暗微肿，不热不疼，身体倦怠。

2. 脓成——顺症：焮肿痛热，皮薄光亮，饮食知味，二便调和。逆症：肿坚色紫，难脓不腐，口干作渴，烦躁不寐。

3. 已溃——顺症：脓稠色鲜，腐肉易脱，肿减痛消，身轻口和。逆症：皮烂脓稀，肉坚不腐，肿痛不减，心烦不眠。

4. 生肌——顺症：新肉易生，创口易敛，无疼微痒，饮食增进。逆症：脓水清稀，新肉不生，色败腐臭，饮食不进。

上述善、恶、顺、逆，归纳起来，不外①阳症则善则顺，预后佳；阴症则恶则逆，预后劣。②仅有局部症状而无全身症状者预后佳，有全身症状，尤其邪毒内陷者难治。③精神、营养、睡眠、食欲、二便如常者预后佳，反之预后劣。

（六）治疗原则　疮疡虽生于肌肤之外，而其根本则常集于脏腑之中，故治疗外症，内服与外治是同样重要的措施。不论内治或外治，在病因上，要辨别内因、外因、不内外因，针对病因而下药；在症候上，要辨阴阳、虚实、表里、寒热，即是说，要辨证施治。不过，在外科辨证上，特别要重视分辨阴证、阳证，其次要审察虚实。至若寒热、表里，当然也不容忽视。此外，尚须鉴别本症、兼症以及有无宿疾。例如同是发热恶寒，便应鉴别是否兼有外感，又如病者体质素虚，虽患阳症，亦多虚象。总之，必须仔细辨证，才不致本末倒置，标本不分。

1. 内服药：疮疡的发展，一般可分初起、脓成、已溃、生肌等四个阶段，治疗也应视各不同阶段分别用药。大抵肿疡初起，治疗原则以"消"为主；脓已成以"透"为主；脓已溃以"托"为主；生肌阶段，则慎为调理，即可痊愈。在每一阶段又要分辨阴证、阳证，所谓阴证，包括虚证、寒证在内，阳证包括实证、热证在内。

对阴证阳证的治疗原则是：阳证宜"清"，阴证宜"温"。所以：

（1）阳证初起，治宜"清消"（清热解毒消肿），常

11

用的清消方剂是仙方活命饮[1]加减；阴证初起，治宜
"温消"（温化消肿），常用的温消方剂为阳和汤[2]。

（2）阳证脓成，治宜"清透"（清热解毒透脓），清
透的代表方剂为透脓散[3]；阴证脓成，治宜"温透"
（温化透脓），仍可用阳和汤[2]加穿透之品，如山甲、
皂刺。

（3）疮疡溃后，不论其初为阳证阴证，病者体质均
已属虚，故均宜"补托"（补正以托毒），补托的代表方
剂为托里排脓汤[4]或托里养荣汤[5]。

（4）生肌长皮阶段，可视情况，酌予八珍汤[6]、十
全大补汤[7]调理。

疮疡由于六淫、七情为发病原因的，须针对病因下
药。其因于风寒的，宜用辛温疏透之品使邪从汗解，如
荆防败毒散[8]。其因于风湿的，宜用疏风除湿的方剂：
风多于湿者，可用防风通圣散[9]；湿多于风者，可用加
味羌活胜湿汤[10]；风湿入络则用独活寄生汤[11]。其因
于风痰者，则宜用祛风消痰的方剂，如牛蒡解肌汤[12]。
其因于寒湿者，可用阳和汤[2]；因于湿热者，可用除湿
胃苓汤[13]。其因七情郁结而生外疡，治宜清火解郁。
一般的说，虚火可用玉女煎[14]加减，实火可用犀角地
黄汤[15]，心火可用黄连解毒汤[16]，肝火可用龙胆泻
肝汤[17]。

视疮疡发生部位之不同，内服药中加入引经药，亦
为治疗上常用的方法。如羌活善走项背膀胱经；柴胡、
夏枯草善走胆经；桂枝走手；牛膝走足；桔梗走胸；杜
仲走腰；公英走乳；菖蒲走耳窍；辛荑走鼻孔等。

2. 外治法：外治法与内治法相同，亦须按八法立方用药。总的说来，不外以热治寒，以寒治热，有风散风，有湿除湿。虽有成方，临床仍宜加减用药。

肿疡初起，一般以消散为主。属阳证者可外敷清热解毒之剂，如如意金黄散[101]加减，佐以行气活血之品，如鲜马齿苋、鲜蒲公英捣敷；热毒甚者如红丝疔、丹毒等症，须兼行砭法以去其热毒。属阴证者，可用千捶膏[102]、阳和解凝膏[103]、骨痨散[104]等加减以温散寒邪。肿疡之脓已成者、须及时排脓：或切开、或针刺、或用蟾酥条[105]贴破。初溃者必须去腐提毒：溃疡浅的可用化腐生肌丹[106]药粉，脓腔深的则用化腐生肌丹药线插入。腐肉脓水已净者用八宝珍珠散[107]以收口，久不愈合者用凤雏膏[108]以生肌。阴证溃疡则须用滚脓丹[109]以化阴为阳。此外，三品一条枪[110]用以脱漏管；蟾酥条[105]能拔疔根；有湿者用五味去湿散[111]，毒甚者加雄精，痛甚者加乳香、没药，血瘀者加血竭，气滞者加麝香，寒痰凝滞者用川乌、草乌散结回阳，痒者加冰片、轻粉。赤芍、白芷可散滞血；肉桂、干姜可温血活血；三黄（黄连、黄芩、黄柏）清热解毒；苦杏仁杀虫有效。

淋洗之法，也常用作治疗疮疡，其未成者可以消散，已成者可促使化脓。一般均宜热洗，但症属热甚者以凉洗为宜。如绣球风用丝瓜络煎水洗，丹毒用黄柏煎水渍漬，发际疮用蒜瓣煎水洗等，均多为冷用。

此外也有用灸法、拔火罐以散风活血、提毒外出者。

　　总之，外科的治疗方法是丰富多彩的，在应用这些方法的时候，一定要运用四诊八纲，分别原因，认明经络，辨别阴阳，然后对症下药，才不致发生错误。

14

第二章　痈　疽

（一）脑　疽

概说　脑疽起于脑后发际，亦名脑烁，又称对口。发于脑项正中线者叫做正脑疽，属督脉经，是由于督脉经阳亢热极，或为肾水亏损而成。发于中线两旁者，叫做偏脑疽，属足太阳膀胱经。足太阳膀胱经为寒水之经，再加外感风热之邪，以致湿热相杂而成此病。

症候　脑疽可分阳疽和阴疽两证，阳症因于积热或湿热，初起形如米粒，顶尖根束，皮薄而红，身有轻微恶寒发热，二三日后，症势高肿赤痛，但根盘松活，七日脓成，皮破溃脓，脓黄稠而无臭，约半月后，腐肉渐脱，肉芽生长而至痊愈。阴症多因肾阴亏损而成。初起皮色不变，或紫暗而厚，疮不高肿，漫肿不收，根盘平塌，自觉患部不甚疼痛，常现麻木，精神萎靡，心烦口渴，透脓较慢，时流清水或血水，到溃破后如脓稀不腐、疮色紫黑和新肉不生、创口不敛的，则多为较严重的征候。

治法　首先必须分清是属于阴症还是阳症。阳症的脑疽，其未溃的和已溃的在用药上各有不同。阴症初起，肿势不高，漫肿无头，根盘平塌，可用消炎膏[101]外敷，以促其肿势消散。内服药当以四妙汤[18]加减治

15

疗，以补正托毒。若证属肾水亏损，心烦口渴，小便频数的，宜服六味地黄丸[19]。气血两亏虚者，宜服八珍汤[6]、十全大补汤[7]加减，进行治疗。

若初起即高肿顶现白头者，即应在白头处用三棱针刺破，在刺破点上放入滚脓丹[109]药线，促其早日化脓脱腐，外敷玉黄膏[112]。若肿块大逾二寸时，则除中心部仍刺破插入滚脓丹[109]及外敷玉黄膏[112]以外，其外围可以敷以消炎膏[101]。象这种情况，内消已没有希望，所以就该用透脓法，内服药宜透脓散[3]、托里透脓汤[20]加减，或犀黄丸[21]为主。若脑疽已破，不论阴症阳症，脓少者可插入滚脓丹[109]药线，腐肉多者可撒化腐生肌丹[106]药粉，使其脱腐生肌；内服以托里排脓汤[4]为主。

若腐肉已脱净，脓栓排完，新肉生长良好者，外敷四黄膏[113]至痊愈即可。如肉芽生长缓慢者，可撒八宝珍珠散[107]药粉于疮面，以助肉芽生长。表皮生长不良者，可敷用凤雏膏[108]，以促其表皮生长。在此期间，一般可不服药，但如体质虚弱者，仍可酌服八珍汤[6]、十全大补丸[7]等作调理。

医案

例一：房××，男，45岁。廿余日前项后生一小疙瘩，日渐加大，经某诊所治疗开刀已十一日，但疼痛逐日加剧，发烧38.3℃，出汗，口干，夜间疼甚，难以入睡，食欲不佳，大便干燥，三日一次，小便短赤，舌苔黄腻，脉浮数有力，项后左侧患处，尚未完全局限，下方根脚散漫，肿块坚硬，皮色红，疮口内分泌物黄稠。

治疗：内服犀黄丸[21]每晚服二钱，疮口内插入化腐生肌丹[106]药线，外敷玉黄膏[112]，每日换药一次。

三日后局部疼痛稍减，但仍有微热，出汗，睡眠不佳，不思饮食，便秘，舌苔黄腻，脉象浮数，疮口分泌物量多，色黄稠。

治疗：除外敷药加化腐生肌丹药粉[106]少许撒入疮口外，其他内外用药与前相同。

经服上药和每日换药，十日后，精神日佳，体温降至正常，惟夜间睡眠仍欠佳，疮面周围已无肿胀及硬块，疮面缩小，分泌物黄稠，量已大为减少。

治疗：内服药改为黄芪膏[22]二两，每日服五钱，外用凤雏膏[108]调八宝珍珠散[107]敷于患处，每日换药一次。十五日后，疮面已完全愈合，周身亦无不适感觉。

例二：赵××，男，29岁，职员。

主诉：颈后部生一疙瘩，红肿疼痛约七天。

七天前颈后部生疮，局部红肿疼痛，并有寒热及全身不适感，疼痛常影响睡眠，但食欲二便尚正常。

检查：体温 37.3℃，苔薄白，脉滑细，颈后部红肿约 7×7 厘米，浸润范围约 5×5 厘米，中心有脓栓未出，局部有压痛。

治疗：内服仙方活命饮[1]加减。处方：银花、连翘、牛蒡子、归尾、赤芍、丹皮、桔梗、花粉、陈皮、黄芩、生甘草。（两付）

外用药：化腐生肌丹[106]药线，加玉黄膏[112]外贴。

17

服完两剂汤药后，寒热已退，脓栓已出，疼痛得减。处方：原方去牛蒡子再继服二贴，出脓很多，二日后又加入一些健脾和胃之药，仿托里排脓汤[4]加减，处方：生芪、当归、炒白术、云茯苓、青陈皮、丹皮、桔梗、银花藤、连翘、白芷、木通、枯芩。（两付）外用药：八宝珍珠散[107]加玉黄膏[112]外敷。

六日后痊愈。

体会

（1）脑疽一症，是指生长在后项发际的一种化脓性疾患，大致是相当于西医所称的疖肿或项痈。一般最常见到的脑疽以属于阳症的较为多见，但亦有少数病人，由于年老体衰，抵抗力不足，常表现为阴症的症候。我们所介绍的例一病人，就是以阳症为主。但是也有阴症的表现（如根脚散漫），在治疗上本应以托里排脓为主，但由于病人不能服用汤药，而使用了犀黄丸治疗。犀黄丸具有清热解毒、行气活血、散瘀止痛的作用，疗效很好，是中医外科最常使用的药物之一。

（2）黄芪膏是由黄芪一味药熬膏而成的。黄芪具有补正托毒的作用，所以在中医外科各种疮疡的后期，疮口久不愈合，病人之气血较差的时候最常应用。例一之病人，到了后期在内服黄芪膏十多天之后，疮口就很快收口了。可见黄芪膏对疮口之愈合是具有一定作用的。

（二）乳　　痈

概说　乳痈生于乳房，有内吹和外吹两种。外吹多因哺乳时期乳母肝胃气结，乳儿吮乳时熟睡，以致乳头浸渍糜烂，毒气乘机侵入而成。内吹多因孕妇在怀孕期间情绪不佳，胎气上冲而成。临床上以外吹较为多见。

证治 乳痈初起，局部微有肿大，皮肤稍红，内部焮热疼痛，按之较坚硬，如热疼不退时，则久必成脓，甚或溃破。

（1）初期：表皮色尚白，仅感胀痛，全身症状不明显，里热不甚者，可内服柴胡清肝汤[23]，外用四味拔毒散[114]，以疏通之。如仍不消，继则出现局部红肿热痛，烦躁呕吐，寒热往来，脉症俱实者，可内服瓜蒌牛蒡汤[24]，外敷消炎膏[101]。如寒热已退，肿块仍未消散，可服复元通气散[25]，以消散之。

（2）中期：局部灼热肿痛更甚，并觉肿处时有跳痛，此时即欲成脓，宜内服透脓散[3]，以透其脓，外敷消炎膏[101]，以使根盘收束。

（3）末期：如周围坚硬，中央已软，自觉胀痛，候其皮薄，即宜切开排脓，但切口不宜过大，创口放入化腐生肌丹[106]药线；如肿块坚硬，内有腐肉时，可用滚脓丹[109]药线，插入创口内。溃后气血两虚，脓水清稀，生肌甚慢，脉症俱弱者，宜服八珍汤[6]或人参养荣汤[26]治疗。

医案

包××，女，32岁，产后40余日，忽然发现右乳房肿胀，继而全身不适，恶寒发热，头眩，烦躁欲呕，高烧39.8℃，即往某医院治疗，经注射抗菌素后，高热仍然不退。次日来诊，并诉头眩晕，肢倦，大便已三日未解，尿黄，口干，作呕。检查：右乳房肿胀，皮色赤红，灼热有压痛，且乳汁不通，舌苔黄腻，脉洪大而数。证属外吹，治宜清热解毒、行气活血之剂。方用瓜蒌牛蒡汤[24]加蒲公英一两、漏芦三钱、蚤休三钱、山甲二钱、王不留行三钱、木通钱半。外敷四味拔毒散[114]。

二诊：发热已退，大便已通，作呕已止；惟稍有头眩，口干，肢倦。乳房患部大部见软。据述昨日外敷药后，到第六小时乳头即有乳汁流出，继则流出很多，晚间全乳已不如昨日胀痛。脉略沉滑，舌苔薄黄，治法仍以清热解毒活络通乳之剂，内外用药仍照前法进治。

三诊：无自觉不适，郁乳已流尽，全乳房已软，痊愈，停止治疗。

体会

（1）乳痈大致相当于西医的急性乳腺炎，中医认为乳房属于胃经，乳头属于肝经，如有肝胃郁热和乳汁凝滞，七情不舒时，则最易发生乳痈。我们在临床经验中感到中医对本病的认识是有根据的，因为很多病人按照中医的治疗原则进行治疗，如清热、解毒、舒肝和胃、行气通乳等。很快就把乳痈治好了。

（2）大凡乳痈初起，以清热解毒活血为主，行气通乳为辅，希望内消。但应注意发病日数，如已发烧四五日，多数难于消散，此时应询问病人有无跳痛及检查深部是否已有脓。已有脓者宜用透脓法以透达之。如已有波动，不要过早切开，以防伤及乳管，造成乳瘘。一般候皮薄熟透始予切开。

（3）在治疗乳痈过程中，常见附近乳腺组织继而发

20

生肿胀，此时应继续设法使之消散。故在乳痈生肌长肉阶段，仍须注意检查周围组织，如无硬块则说明毒气已尽，方可使用生肌药物如凤雏膏[108]之类。否则内毒未尽，封口过早，有遗留后患之虞。

（三）井疽　膻中疽

概说　井疽起于胸前胸骨下端，相当于任脉经中庭穴，发病原因为心热毒火妄动而成。膻中疽起于两乳之间，相当于任脉经膻中穴，乃因闷郁，火毒凝结而成。

以上两证虽命名不同，但发病部位极相近，亦多属于阳疽一类的疾患。

症候　初起如小米粒大小，四周坚硬，色呈紫暗，平塌不起，时作寒热，心烦作呕，大便干燥，小便短赤，口渴饮冷，面赤唇焦，舌苔黄厚或舌质色绛，脉象数而有力。若见脉沉数无力者为逆。

若初起如豆大小，日渐增大，焮热疼痛，色红有头，周围根脚收束清晰，心不烦，口不渴，二便正常，身无寒热之感，精神安怡者为顺证，易治。

胸前生疽贵乎早治，如延迟时日，症陷里者，恐透内膜，难以施治。

治法　初起焮肿疼痛，坚硬不作脓，身有寒热者，服真人活命饮[1]加减，如心烦作呕，口渴唇干，二便燥，发热无汗者，服飞龙夺命丹[27]汗之。身无寒热时，再服托里透脓汤[20]使其速溃，亦可同时服护膜散[28]。外治方面，未破口而局部显肿者，用消炎膏[101]外敷，破后用玉黄膏[112]敷贴，腐肉已脱尽，换八宝珍珠散〔107〕药粉，外敷凤雏膏〔108〕生肌长肉。

医案

寇××，男，42岁，工人。

五日前胸前生一疙瘩，感觉疼痛，尤以呼吸时为甚，大便干燥，小便短赤，饮食正常，因有疼痛，睡眠欠佳。

检查：两乳中间有一肿物，约为1.5×1.0×0.5方方厘米大小，周围色红，焮肿坚硬，有压痛，触之微有波动，苔黄，脉数而有力。

治疗：外敷消炎膏〔101〕，顶部突起处加蟾酥条〔105〕一枚；内服透脓散〔3〕减黄芪、川芎，加赤芍、连翘、黄芩、陈皮。（两付）

第三日复诊，患处已破口，脓汁不多，色黄稠，疼痛减轻，肿势不消，周围色红坚硬，脉弦数，舌苔薄黄。

治疗：内服犀黄丸〔21〕，每晚服一次，每次服二钱；外敷玉黄膏〔112〕，疮口内撒化腐生肌丹〔106〕药粉少许。

第五日复诊：疮口内脓栓已尽，疼痛减轻，脓汁黄稠，周围皮肤红肿亦较前消退。

治疗：内服药停止。疮口内撒八宝珍珠散〔107〕药粉，外敷凤雏膏〔108〕，每隔日换药一次。

十一日后，疮口已完全愈合。

体会　本症相当于西医的化脓性感染。中医认为胸前生疽，应及早求治，因此处皮下脂肪较少，其下又无肌肉，所以病灶很易延及胸骨，变为险症。井疽和膻中疽虽比较少见，但如有发现，必须及早治疗，以免造成

22

不良后果。

（四）背　疽

概说　背疽一般发病范围较大，如碗如盘。在背中央部位者，又名发背；在背两侧者，则名搭手。发背属于督脉经，搭手属膀胱经。因部位高低之不同，又各分为上、中、下三种。背疽的病损较大，有多数脓珠凸出如莲子者，称为莲子发；凹陷如蜜蜂窝者，叫做蜂窝发。背疽的病因，阳症多为外感六淫邪气，阴症则不外乎七情郁结，房劳过度，或膏粱醇酒，诱致阴精亏损，火毒内生而为病。

证治　背疽的证候，分阳疽、阴疽二种。阳疽初起，由小渐大，色红焮赤肿痛，高热烦渴，饮食如常，脉多洪数有力，舌苔黄厚。初起宜清热解毒活血定痛法，但应辨其是否兼有表症，如有表症者加以解表之药，一般用仙方活命饮[1]加减即可。如出现烦渴舌赤，乃热毒入营，宜用犀角地黄汤[15]以清之。溃后属气血亏损，宜补气血以生肌，可用托里排脓汤[4]，八珍汤[6]加减。外治法：初起焮热赤痛作肿，以消炎膏[101]外敷。如有脓头，浸润面积大者，插入蟾酥条[105]以提毒外出。溃后以化腐生肌丹药线[106]插入伤口，候其腐净新生，再用八宝珍珠散[107]收功。

背疽阴症，初起如粟米，不知疼痛，根盘散漫，不高肿灼热，胃纳不佳，烦躁胸闷，便燥神疲，脉微细无力，治宜补正以托毒，方用托里透脓汤[20]以助其元气，外用消炎膏[101]敷贴。如有脓头，插入滚脓丹[109]药线，

23

以提脓化腐。如腐尽脓出，再用化腐生肌丹[106]药线。阴症如见疮头塌陷，色暗不泽，神志不清，四肢逆冷，是为败症。

医案

贾××，男，50岁，布店工人。背中部右侧于10余天前起一粟米样小疱，不甚介意。后红肿扩大，疼痛异常，即在某处治疗，病势未能控制，且逐渐发展，牵及前胸腹部隐隐抽痛，甚至右臂不能抬举，饮食乏味。

检查：脊椎右侧有一面积约20×25平方厘米之肿块，平塌不起，疮色紫暗，中央有坏死腐肉，伤口大小约7×7平方厘米，脓水不多。据称疼痛异常，日轻夜重，近三四日因疼痛影响睡眠，饮食无味，口干，发热恶寒，头目眩晕，肢痠，脉洪大而数，舌苔薄黄。

治疗：以针刺坏死肉上成一孔，深约二厘米，以蟾酥条[105]药线插入孔内，撒布少许滚脓丹粉[109]，外敷消炎膏[101]；内服托里排脓汤[4]。每日服药一剂及换药一次。

一周后，流脓甚多，寒热已退，痛较轻，周围肿胀渐消，疮面坏死组织即将脱落，脉象弱，舌苔薄黄。治疗：仍在坏死组织上撒滚脓丹粉[109]，伤口边缘插入化腐生肌丹[106]药线；内服药仍照原方，每日一剂。

二周后坏死组织脱落，肉芽组织生长新鲜，饮食正常，精神安怡，伤口大小约4×4平方厘米，脉象缓，舌苔薄白。外敷凤雏膏[108]并撒布八宝珍珠散[107]；内服药停服。三周后疮面缩小为2×2平方厘米，疮面清洁，伤口作痒，饮食增进，二便正常，脉象平，舌无

24

苔。仍以凤雏膏[108]外敷并撒入八宝珍珠散[107]药粉。四周痊愈。

体会 背疽相当于西医的痈症。是中医外科大症之一，治疗不当，易致毒气内陷，而成险症。大抵年壮者多发为阳症，老弱者多发为阴症。中医对此病，多以外用药代替手术，我们使用的滚脓丹[109]药线，具有强烈的去腐拔毒之作用，能使腐肉、坏死组织很快脱落，使疮口逐渐缩小而痊愈。至于内服药亦是很重要的，但必须辨别阴症阳症、已溃未溃，因症施药，方不谬误。

（五）臀　痈

概说 臀痈生于臀部，在足太阳膀胱经部位者多现阳症，在督脉经范围者多现阴症，阴症不叫痈而称疽。痈疽二症的治疗原则不同，不应混淆。臀痈的发病原因为湿热郁结，气血凝滞而成。

症候 臀肉厚处，始而红肿疼痛，恶寒发热，继则红肿高大，焮痛增剧，终则溃破流脓，诸症渐减。

治法 如初起高肿红亮，焮热疼痛，唇干口渴，周身寒热，宜内服仙方活命饮[1]加减；外敷消炎膏[101]，使肿块局限。如局部已有波动，时有刺痛感，此时即将溃脓，内服透脓散[3]，加以祛湿之药，以透脓外出。如破后脓栓难以取出，且根盘甚硬者，可用滚脓丹[109]药线插入伤口内，以拔脓化腐。如根盘不硬，又无脓栓，可用化腐生肌丹[106]药线插入伤口内，以使其化腐生肌，候脓净生长新肉，即用八宝珍珠散[107]或凤雏膏[108]收口即可。

医案

白××，男，30岁。四天前右臀尖生疮，顶色白，周围坚硬，如鸡卵大，自以为是小疖，用手挤压，没有出脓，翌日愈甚，疼痛异常，行走甚为不便，自诉周身无寒热，饮食如常，便秘，尿黄，来院求治。

检查：右臀尖有一肿块，浸润大小约有 10×10 平方厘米左右，但不甚突起，色红，有明显压痛，中央有一如豆大之疮口，脓栓堵塞，脉来沉滑略数，舌苔白腻。

治疗：用三棱针刺入疮口内约二厘米，未见脓水流出，乃以滚脓丹[109]药线二厘米插入伤口内，外敷消炎膏[101]；内服透脓散[3]加全瓜蒌、牛蒡子、牛膝、车前子。

二诊：局部有明显波动，周围硬块较前稍软，疼痛亦减轻，略有胀感，大便已解。即用柳叶刀在脓头处开一小口约一厘米，排出黄色脓液甚多，以滚脓丹[109]药线插入约四厘米，仍外敷消炎膏[101]；内服托里排脓汤[4]。

三诊：饮食如常，二便正常，局部皮色仍红，肿块已缩小为 7×7 平方厘米，排脓甚多，脓出后胀痛减轻，即用化腐生肌丹[106]药线插入伤口内，外盖玉黄膏[112]纱布块。内服药停止。

四诊至七诊：肿块明显缩小，约 3×3 平方厘米，脓水已少，混有少量血液，伤口深度约 2 厘米，饮食二便如常，仍用化腐生肌丹[106]药线插入伤口内，外盖玉黄膏[112]纱布块。以后疮上换用八宝珍珠散粉[107]而

26

痊愈。

（六）石 榴 疽

概说 石榴疽生于肘尖附近，多由三焦火盛，外感湿热相搏而成，是属于阳疽一类的疾患，溃后四周皮肤外翻，因状如石榴而得名。

症候 初起一点，如粟米大小，根深坚硬，焮肿疼痛，周围赤红，顶显白色，肘部屈伸常感困难。全身多有发热恶寒，如肿势渐大，总在十余日溃破。脓色黄稠，饮食喜纳，睡眠二便正常，苔薄，脉滑数有力，肿势渐消者为顺症。反之，脓色稀白而淡，口干，不思饮食，日渐消瘦，大便燥结，小便黄赤而短，肿势不减，局部呈紫色，且坚硬不消，疼痛不减，苔白腻，脉沉迟细而无力，不能睡眠者，多为逆症，治疗比较困难。

治法 宜行气和血，清热解毒，消肿软坚之剂。外用千捶膏[102]敷贴患处，内服菊花清燥汤[29]加减；如脓已成而未溃者，可内服透脓散[3]加减。溃后外用化腐生肌丹[106]药线，玉黄膏[112]外敷。脓液已尽时，可用八宝珍珠散[107]或凤雏膏[108]换药，若溃后腐肉不净，脓色清稀，不思饮食者，可用八珍汤[6]加减补托之。

医案

张××，男，32岁，工人。主诉：十日前左肘后起小疙瘩，日渐疼痛，肿大，大便干，小便短赤，不思食，喜饮水，经某处治疗无明显好转，故来本院就诊。

检查：左侧肘后漫肿，色微红，无头，局部有压痛，肘部运动时有疼感，活动范围120°～180°，脉滑数而有力，苔黄腻，诊为石榴疽。

治疗：方以菊花清燥汤加减：菊花三钱　当归三钱、生地三钱、赤芍三钱、川山甲三钱、皂刺二钱、厚朴钱半、贝母三钱、麦冬三钱、黄芩三钱、灯心三钱，水煎服二次，三剂。外用消炎膏[101]敷贴，每日换药一次。

二诊：三日后，肘部肿势渐高，色显红活，中心显出白头，有波动，脉洪数，苔黄。内服：原方加知母、党参各四钱，再服三剂。外用药：白头处放蟾酥丸[105]一粒，外仍敷以消炎膏[101]，每日换药一次。

第七日，疽已破口，分泌物不多，色黄稠，疼痛大减，喜纳饮食，脉弦数，苔白腻。

处方：原方减山甲、皂刺、灯心、竹叶，加银花五钱、连翘三钱，水煎服二次。再服五剂。外用药：滚脓丹[109]、化腐生肌丹[106]两种药线隔日轮换插入疮口，外敷玉黄膏[112]每日换药。

第十二日，疮口腐肉接近脱净，已无脓栓，周围红肿渐减，屈伸逐渐自如，脉弦滑，苔薄。继服上方五剂，外用药同上，每日换药一次。

第十八日，疮内腐肉已脱净，溃疡面渐小，脓液不多，肘肿已完全消除，已无疼痛，精神日佳。内服药停服，外用八宝珍珠散[107]药粉调凤雏膏[108]敷贴。

第二十一日，疮口完全愈合。

第三章 疔 疮

（一）锁 口 疔

概说 锁口疔生于口角，发病后常常引起开口不利。其发病原因，多由于心经火毒上攻，或因毒邪内结、或贪食膏粱厚味，或由心脾两经郁火凝结而成。

症候 初起其状如钉，形小而根深，疮顶起泡色白，四周赤肿坚硬，麻木痒痛，口不能开；常并有寒热，心烦作呕，甚者根盘漫肿，延及面目，眼不能睁。疔毒扩散后，易引起走黄，每致寒热增剧，头面愈渐肿大，烦躁谵语，口噤如痉，甚至心神昏愦，四肢厥逆抽搐，牙关紧闭，遍体起泡，疮软如绵，不知痛痒。

治法

内治：宜清热解毒，佐以滋阴。病初期用梅花点舌丹[30]，每日服两粒，压于舌下，待舌麻后吞下。寒热退后，改用五味消毒饮[31]加减治疗。发热重，有走黄趋势者，小儿可服牛黄抱龙丸[32]、赛金化毒散[33]；成人宜用犀角地黄汤[15]，或用安宫牛黄丸[34]等加减治疗。

外治：宜重用清热解毒、止痛消肿之药，如消炎膏[101]及蟾酥条[105]，敷于口角患处。溃后可用化腐生肌丹[106]，以化腐去瘀，外敷芙蓉膏[115]。脓尽后改用八宝珍珠散[107]，凤雏膏[108]，以生肌长肉。

29

在调理中宜注意：①初起有麻痒木痛时，最忌挤压，患者如不注意而抓破或挤压，皆可能引起火毒走散，发生走黄；②患病时禁食膏粱厚味，尤忌酗酒，以免毒气走散；③更应禁忌房事，以防耗精毒陷。

医案

例一：秦××，男，2岁。

二十天前患烂喉痧已愈，近日左颊近口角处生一疔毒，抓破蔓及面部，红肿剧痛，形小根深，未老先白头，并发高热（39.5℃），脉数。此证为风热毒盛，发为锁口疔，急宜清热解毒之剂主治。

治疗：①内服五味消毒饮加减：银花二钱、连翘二钱、蒲公英三钱、黄芩钱半、鲜石斛三钱、鲜生地三钱，水煎内服。②牛黄抱龙丸[32]二粒冲服。③患部外敷消炎膏[101]。

二诊：服前药后，体温略降（39℃），症情微有减轻，仍宗原法进治：①忍冬藤二钱、连翘二钱、蒲公英三钱、黄芩一钱半、元参二钱、花粉二钱、川贝一钱、焦川军一钱、甘草一钱。②牛黄抱龙丸[32]二粒冲服。③外敷消炎膏[101]。

三诊：锁口疔毒尚未溃破，眼部皮肤红肿，体温39℃，脉数。温毒炽盛，仍宗前法出入：①银花三钱、连翘钱半、蒲公英二钱、花粉二钱、黄芩钱半、桃仁泥钱半、元参钱半、焦川军一钱、滑石块三钱、赤芍一钱。②安宫牛黄散[34]一分冲服。③赛金化毒散[33]二分冲服。④外敷消炎膏[101]。

四诊：锁口疔毒已溃，体温39℃，疮口较大而深，腐肉较多，脓色黄稠。仍宗前方进治：①内服三诊时①方；②化腐生肌丹药粉撒于伤面。

五诊：体温已正常（36.9℃），脉细数，神识清楚，面部红肿也退，二便如常。体温平复后，即改用外治法治疗，因患儿病后体弱，伤口较大，经治疗一月后，伤口完全愈合。

例二：桃××，女，37岁，家庭妇女。

主诉：右上口角肿胀疼痛已八天。八天来患处红肿疼痛，逐渐扩大，并伴有寒热，曾用过青霉素及链霉素一天，症状未见好转，且越发加重，并感头疼恶心欲呕，食欲不振，心跳不安，口张开受限制，小便量少，色黄，大便二日未解。

检查：右颜面局部显著肿胀，波及耳前、下颌以及上下眼睑等均呈浮肿，尤以上唇部浮肿最剧烈。且有一疮口，周围坚硬，浸润约7×8平方厘米，口张开受限制，口角向健侧歪斜；体温37.7℃，脉沉，苔薄白（因张口不便，仅见舌前部）。

治疗：内用梅花点舌丹[30]两粒（压于舌下待舌麻后，以白干酒少许送下）；外用：在伤口处插入蟾酥条[105]，周围敷消炎膏[101]。

次日就诊时，寒热已退，出脓后，疼痛大减。局部隆起，周围炎症已局限，浸润面积缩小至4×3平方厘米，右颜面部肿胀大减。治疗：未给内服药，局部则以化腐生肌丹[106]药线插入伤口，其周围敷以芙蓉膏[115]。

以后症状逐渐减轻，又服两剂清火解毒药——五味消毒饮[31]加减：银花、连翘、紫花地丁、天花粉、蚤

休、菊花、黄芩、陈皮、全瓜蒌、粉丹皮。共治疗 10
天而愈。

体会

（1）锁口疔相当于现代医学的鼻唇三角区的疖、痈
等化脓性感染，多由金黄色、白色葡萄球菌，或链球菌
等化脓菌所引起。

（2）祖国医学对疔毒走黄的描述，颇似现代医学的
败血症，或血栓性脑静脉窦炎。

（3）治疗疔毒，在有寒热时用梅花点舌丹[30]有一
定的效果。但寒热一退，即应停用，改用清火解毒的五
味消毒饮[31]。外用药方面用蟾酥条[105]以拔疔根，效果
也非常好。这些宝贵的临床经验，是值得进一步加以研
究的。

（二）手 指 疔

概说 手指疔生于手指，多由火毒壅结而成。一指
全肿者为泥鳅疔；手指顶端生疔为蛇头疔；指甲两旁生
疔为蛇眼疔；指甲根后生疔为蛇背疔；手指中节周围俱
肿者为蛀节疔；仅手指中节前面生疔为蛇腹疔。

症候 手指生疔，初起似黄粟小疱，根深毒重，色
赤或紫，半隐半露，硬似铁钉，麻、痒、肿相兼，痛似
锥刺。重症者则发生手臂剧肿，恶心呕吐，寒热交作，
神昏谵语，疮软如绵，不知痛痒，遍体起泡，甚则四肢
厥逆抽搐，诸症显示疔毒走黄，毒陷心包，危在顷刻。

治法 宜内外兼治。

内治：以清火解毒为主，初期可服梅花点舌丹[30]

二至三粒，接服五味消毒饮[31]。若有走黄，宜服犀角地黄汤[15]、安宫牛黄散[34]等药，以清营散热，凉血解毒。

外治：未溃时宜用消炎膏[101]，以清凉消肿；已溃者可用滚脓丹[109]，化腐生肌丹[106]药线，以拔脓去腐；最后用八宝珍珠散[107]、凤雏膏[108]，生肌收口。

在调理中宜注意：①忌食鸡鹅羊肉、膏粱厚味，以及辛辣香燥、生冷面食等；②切忌气怒郁结；③不宜灸治；④脓未成者不宜手术，脓未尽者也不宜于过早地使用生肌药线。如误灸早开，常致皮裂，胬肉翻出，增加痛苦，反不能速愈。

医案

白××，女，30岁。右手中指尖端发生麻痒刺痛，第三日肿痛剧烈，蔓及全指及右手，手背浮肿，且腋下也觉疼痛；恶寒发热，头痛目眩，肢痠无力，饮食不振，小便黄。检查：脉略数，右手中指浮肿，指尖皮色紫暗，按之剧痛，手背亦浮肿，色淡红，证属蛇头疔。

治疗：以梅花点舌丹[30]二粒内服，使从汗解；外敷消炎膏[101]以消肿止痛。三日后手指中节及手背浮肿俱消，寒热也退，食欲好转，惟在中指尖端有一白头，按之有波动，证明脓已成熟。乃以三棱针刺破、脓血俱出，人感轻松。初以蟾酥条[105]插入伤口。继用化腐生肌丹[106]、滚脓丹[109]药线，以滚脓、化腐、祛瘀；经过4日后，伤口脓汁大减，即改用八宝珍珠散[107]及凤雏膏[108]换药，历二十余日，伤口完全愈合。

体会

（1）手指疔符合于现代医学的指头感染，如甲沟炎、化脓性指头炎、手指腱鞘炎等。极细微的外伤，细菌即可乘机而入。发生感染后，疼痛常是很剧烈的，且影响指关节的功能。严重感染不但可以蔓延全手，且能侵入血液及淋巴液内引起败血症，即中医所称的疔毒走黄。

（2）祖国医学治疗这一类疾病，有许多宝贵的经验，例如内服清火解毒之剂如五味消毒饮[31]，外用消炎膏[101]，这种内外兼治的方法，对于控制指头感染的蔓延和促进伤口的愈合等方面，都起到了良好的作用。

（三）红　丝　疔

概说　红丝疔发于手足或骨节间，亦有生于头面的。此症为一条红线向他处蔓延。其发病原因主要是由于火毒壅结，毒流经脉所致。

症候　初起时形似小疮，逐渐发生红丝，在手者多上攻手膊，在足者多上走股腿，在头面者则多下窜颈项，流窜颇快；常常并发恶寒发热，甚至恶心呕吐。生于手者，其毒可以攻心；生于足者，其毒可以至脐；生于头面者，其毒可以至喉。如不早治，常易引起心神恍惚，烦躁谵语，变成险症。

治法　治宜内外兼治。内治：着重清热解毒，可以服夺命汤[35]加减。外治：可急从红丝近心尽处逐向疔根砭刺放血，以去毒泻热，再用五味去湿散[111]涂于红线上，以退红丝。在调理中应忌食辛辣香燥、膏粱厚味、鸡鹅猪羊肉、虾蟹椒酒等物，且忌闻各种辛香走窜之气，以免毒气四散，病势扩大。

医案

刘××，男，27岁。由小腿踝部有一红丝蔓延至右大腿内侧，微觉发热，患处胀痛，右侧鼠蹊部有一小核，按之疼痛；饮食尚佳，二便正常。舌质红，脉弦。此为火毒壅结、血凝毒滞之症，急宜清热解毒、活血去瘀之剂为治。

内服夺命汤加减：银花八钱、赤芍三钱、黄连二钱、僵蚕钱半、防风钱半、蝉退一钱、泽兰二钱、青皮一钱、川牛膝二钱、甘草一钱，水煎服，一剂。外治：沿红线以三棱针砭刺出血，再外撒五味去湿散[111]。此例只治一次即痊愈。

体会 红丝疗相当于西医所称的急性淋巴管炎，是由于手足四肢的皮肤受伤后，淋巴管受到细菌（多为链球菌）的感染而成。或者任何其他的破溃，如足癣抓破后，细菌和它的毒素也可以从淋巴间隙中被吸收而引起淋巴管炎。现代医学对本病的治疗方法是使用抗菌素和局部休息。一般须经过5～6天才可痊愈。我们深深地体会到，祖国医学治疗这种疾患具有丰富的临床经验，如上述病例，内服夺命汤[35]加减，局部使用砭刺放血，再外撒以五味去湿散[111]，只治疗一次，病人就痊愈了。这种疗效确切，方法简便，经济易行的治疗，是值得进一步研究的。

35

第四章 疖

概说 疖为疡之小者，发于皮肤之上，其形小，其病因为感受四时之邪热而成，或因内热外虚，为风湿所乘而生。疖一处治愈，别处又起，此伏彼起，反复难痊，这叫做反复发作性疖，其原因是气血亏损，毒气留连皮腠所致。

症候 初生突起，浮赤无根脚，肿见于皮肤，最大不过数分，疼痛，或伴有微热，数日后变软，皮薄光亮，破后先出黄白稠脓，继之出桃花脓，再次流淡红脓水。大都脓栓一出，疮渐愈合。

治法 疖子属于疮疡的范畴，为阳症，宜内外兼治。

内治：疖子初起，以清热解毒，行气活血，内消为主。如内服仙方活命饮[1]加减（原方去皂刺、山甲之类），或投以醒消丸[36]、犀黄丸[21]之类。脓将成未成，则宜透毒（如山甲、皂刺、败酱草、连翘之类）。脓成并加切开，破溃后即以托里排脓为治（如加黄芪、甘草、当归、党参、白芍、桔梗之类）。

外治：初起以消炎膏[101]或四黄膏[113]外敷。破溃脓栓未出，以化腐生肌丹[106]、滚脓丹[109]药线插入。脓尽时，促进疮口愈合，以生肌散[116]撒布，玉黄膏[112]外敷。

治疗反复发作性疖，要详审脉证，追求病因，气血亏损者，宜加清补。

医案

范××，男，33岁，技术员，1957年2月25日来诊。

主诉：臀腿部反复患疖肿已七年。开始时臀部生小疖，以后逐渐发展成为大颗，每次食糖后必发，自觉饥饿及休息后，可暂时不发。曾做溶血疗法数次，注射过青霉素10针，及内服磺胺药等均未能制止。平日精神紧张，常觉心跳。

检查：一般精神较紧张，眼突，甲状腺不大，双手颤，脉来和缓，苔黄。左大腿内侧有一疖肿，如鸽卵大小，有波动，臀部及下肢有多数疤痕。化验检查：尿糖及尿蛋白均呈阴性。白血球8 000，中性59%，杆状5%，淋巴球35%，单核1%。脓培养为金黄色葡萄球菌，血浆凝固试验阳性，对青霉素高度敏感，链霉素及氯霉素低度敏感。

治疗：切开排脓，外敷四黄膏[113]。内服仙方活命饮[1]加减（原方去防风、白芷、贝母，加生黄芪、蒲公英各五钱、茯神、炒枣仁各四钱）。共诊治四次，服汤药十七剂，到3月18日痊愈。追踪观察二年，疖病未见复发。

体会　疖相当于西医之疖肿，一般仅外敷消炎膏，待脓栓脱出后，即可痊愈。但对反复发作的疖病，欲求根治，则颇困难，我们所介绍的这一病例，已有七年病史，仅用仙方活命饮[1]十七剂而痊愈，观察两年未见复发。这样的疗效，是值得重视的。不过，由我们观察的 200 多病例来看，痊愈率仅达 85％，其中有 12％左右复发，因此今后对提高疖病的治愈率及降低其复发率，还需要进一步研究。

第五章 杂 症

（一）痄 腮

概说 痄腮生于两腮肌肉不着骨之处，或左右一侧发生，或两侧同时发生。原因为天行疫疠之邪，或四时不正之气感于人而发病；亦可由于阳明胃经湿热内蕴，风热外乘，或饮食不节，肝火上攻而生。

症候 痄腮初起，或发于耳前，或发于耳后，形如鸡卵，皮色不变，按之或痠而不痛，或痠痛俱存，多有恶寒发热。若高肿色红，焮热作痛，口渴，脉数，小便赤者，为胃经风热所引起；若平肿色淡不鲜者，为胃经湿热所致。此症一周后，若不治疗，有时亦可消肿退热而自愈。但亦有腮肿不退，寒热不已，口干，咽痛，腮部疼痛日增，延及面颊，口噤难开，有化脓之势，脓泄腮肿方消；亦有腮肿并发睾丸肿痛，高热不退者。

痄腮顺逆，颇易辨识，若已成高肿，发热疼痛，语声清楚，汤药易入者症轻；溃后脓稠，坚肿渐消，痛渐减，饮食、睡眠、精神均佳者为顺；若初起寒多热少，头面耳项俱肿，光如水晶而不热者为险症；若漫肿无头，牙关紧闭，汤水不入，声音不出者为逆；已溃脓水清稀，气味臭败或肿痛不除，或肿而不知痛，手足发凉，且时有谵语者，多为败象。

39

治法 痄腮多应内外兼治；亦有单纯使用外治法以治疗的。内治：原则在于清热解毒祛风，佐以养阴。一般使用普济消毒饮[37]去人参、升麻、柴胡，加银花、生地、石斛、天花粉、夏枯草等药，酌症加减；若并发睾丸肿痛，可加服犀黄丸[21]。外治：宜用消肿止痛之药，如外敷消炎膏[101]、如意金黄散等[101]。如见漫肿无头属阴症范畴者，可外贴千捶膏[102]，溃后宜用滚脓丹[109]，或化腐生肌丹[106]药线，以滚脓、化腐、去瘀；脓净上八宝珍珠散[107]、凤雏膏[108]，生肌长口。

调理：痄腮多发于儿童，为了杜绝传染，患者应与常人分开。其次在治疗上，此症不宜过投寒凉，应吃清淡易消化的食品，禁食辛辣厚味。

医案

刘××，男，5岁。二腮肿大，发热出汗，不恶寒。患儿住本市某幼儿园，最近该处儿童流行腮肿病，患儿亦受感染。原发于右侧。继而左侧亦相继肿大，曾在某医疗所注射青霉素一针，但热未尽退，腮肿亦未消。1958年7月10日（已患病二日），来院就诊。患儿面略赤，二腮肿大，右腮肿胀较剧，约鹅卵大小，表面无焮热，脉呈弦数，舌有白薄苔，症属温毒，形成双侧痄腮，以清热解毒、和血软坚之普济消毒饮[37]加减治疗。处方：金银花二钱、连翘一钱半、板蓝根一钱、大青叶五分、夏枯草五分、条芩五分、苦丁茶五分、生甘草五分，水煎服。每日服一剂，连服二日。外治：二腮外敷消炎膏[101]。二日后诸症悉退，腮肿全消而愈。

体会

（1）中医所称的痄腮，以及温毒发颐等，很可能包括了近代医学所认为的流行性腮腺炎。远在公元前二世纪，中医经典著作——黄帝内经素问"至真要大论"中，就有这一类证候的描述。虽然当时不知道它是一种滤过性病毒所致的疾病，但是那时候的中医学家，已经认识到了本病是由于一种不正之气侵入了人体而发生的。且在祖国医学论著中，对痄腮症候的阐述，是非常详尽而且细致的。在治疗方面历代医学家所积累的临床经验，极其丰富，一直到今天还指导着中医的临床实践。

（2）我们根据段老师治疗痄腮的经验，内治运用清热解毒、祛风、养阴的原则，外治使用消肿镇痛之剂，病人一般治疗二日即愈；有的患者单纯外敷消炎膏[101]亦仅二至三日即愈。

41

（二）瘰　疬

概说　瘰疬多生于颈项两侧，以及胸腋等处，连绵如贯珠；小的为瘰，大的为疬，一般统称为瘰疬。起病的原因，多由于忧思恚怒，郁火煎熬成痰，滞于经络所致。

症候　瘰疬生于颈前者属阳明经，颈后者属太阳经，颈之左右两侧者属少阳经。其开始时形如豆粒大小，而后逐渐增大如梅李核，或一粒或数粒，按之或动或不动，或疼或不疼。一般地说，按之动者易治，按之不能移动者难治。此症初无寒热，日久可有午后潮热；

硬块经久不溃，或溃后脓水清稀，久久不敛，迁延时日，身体消瘦，可变痨瘵。中医经验认为，男子患此病，不宜见太阳穴青筋暴露、潮热咳嗽、自汗盗汗；女子患者，不宜见眼内有红丝、闭经骨蒸、五心烦热。

治法 内治：初起宜化痰理气，软坚消核为主。久病溃后，则宜益气养荣为主，佐以疏肝理气，化痰软坚之品。内服以内消瘰疬丸[38]为主，每日服两钱，或加服小金丹[39]、逍遥散[40]等。久病可加服人参养荣汤[26]。

外治：未溃者贴千捶膏[102]，已溃者用化腐生肌丹[106]或滚脓丹[109]置于伤口（脓多时用后者），上面盖以玉黄膏[112]。

医案

例一：李××，女，31岁。下颌部生一肿块已四年，疼痛肿胀约两月余，在某医院诊断为下颌淋巴腺结核，并发寒性脓肿及感染，曾用异菸肼、链霉素等治疗，未见明显效果，且感身乏无力，体重逐渐下降，后转来我院求治。门诊检查：面黄苔白脉细，右下颌有一淋巴结，约有 4×4×3 立方厘米大小，与表皮有少许粘连，且有波动。当时诊断为瘰疬。以内外兼治：内服内消瘰疬丸[38]，每日二钱，小金丹[39]，每日两粒，并用汤药逍遥散[40]加夏枯草、香附、浙贝等；外贴千捶膏[102]。治疗两月后症情缓解，以后就停服汤药，外用药及丸药仍继续用。治疗九个月后肿大之淋巴结及寒性脓肿完全消散。体重增加六市斤。

例二：王××，男，24岁。右颈部生一疙瘩已一年余，1958年5月肿大形成脓肿，在某医院开刀，并注射链霉素，内服异菸肼等。治疗三个月后，伤口仍不能愈合，于1958年9月来我院治疗。检查：发育营养正常，脉濡，舌苔黄，血沉及血常规均正常；右颈静脉区处有一脓瘘，周围硬肿约3×2×1立方厘米，流黄色稀脓。给予内服内消瘰疬丸[38]、小金丹[39]等；外用滚脓丹[109]、化腐生肌丹[106]，加玉黄膏[112]等药治疗。经过两个月后，伤口完全愈合，身体一般情况良好。

体会 瘰疬（结核性淋巴腺炎）的发展，常与病人的情绪变化有密切的关系。当病人情绪不好时，往往肿大之淋巴结变形增大，或伴有疼痛等症状。一般患此症的病人，平时易生气或有情绪郁闷现象，中医认为这是患病的原因。如果我们在问病史时多加询问，则往往就会发现患者有上述情况。

近日我们除了外敷及内服药外，另有部分病人单纯用火针治疗（不用服药），效果也很不错，目前正在观察中。

43

（三）乳痰（又称乳中结核）

概说 乳痰是由于肝胃两经痰凝气郁所致，若长久不消，延绵失治，可以变成乳岩。

症候 此症初起时，乳房有硬结如核，小者如梅，大者如李；按之能移动，皮色如常，不感疼痛，日久则感到隐隐作痛，或伴有身热恶寒；或逐渐变腐成脓，甚或溃破后，流出清稀之脓，难于收口。

治法 我们治疗乳痰，外用千捶膏[102]（每张可帖两周，有的病人贴后局部皮肤有刺激感，可于千捶膏上撒些黄柏面，然后再贴，这样可以减少局部的刺激）。

内服：睡前服琥珀黑龙丹[41]，每日一钱，晨起服犀黄丸[21]，每日一钱。若有气郁情绪不畅者，可给逍遥散[40]；体亏者宜八珍汤[6]；虚寒重者，宜用十全大补汤[7]加减治疗；体壮者可服内消片[42]，每日两片。

医案

武××，女，31岁，干部，初诊日期：1958年8月22日。

病情：左右两侧乳房疼痛已有40多天，一周来触及有肿块形成，近日疼痛加剧，曾在某两个医院检查，两院均怀疑为乳癌，拟行乳房根治术，患者不同意，即来我院治疗。

检查：左右乳房内各有4×4×2立方厘米大小之结块，活动，微有触疼，局部表面皮肤颜色正常，两腋下各有3至4个小淋巴结可触及，大小约有1×1×1立方厘米，能活动，无压痛，诊断为乳痰。

治疗：外用千捶膏[102]敷贴，每两周换一次；内服琥珀黑龙丹[41]每晚一钱，犀黄丸[21]每早一钱。前后共治疗五月余，左右乳内的硬块已基本消失。

体会 乳痰是一种发展很慢的疾病，往往与病人的情绪变化，有着密切的关系，在治疗时除了用琥珀黑龙丹[41]及犀黄丸[21]外，有部分病人我们也用了内消片[42]。内消片对消散肿块效果很好，一般病人连服两周后，常可见到肿块缩小，但缩小到一定程度后，往往停止在某种状态，不易完全消失；若遇情绪不好时，往往往会再行增大。因此在治疗过程中，患者要精神愉快，心情舒畅，这样才能迅速治愈。内消片对肾脏可能有刺激作用，故在服用期间，要注意小便的变化。

中医所称乳中结核，不能认为就等于西医的乳腺结核。我们体会，乳中结核可能包括西医诊断的慢性乳腺炎、良性乳腺肿瘤及早期乳腺癌在内；由我们所介绍的病案来看，这个患者，我们认为可能是慢性乳腺炎，但可惜没有做病理切片检查。

（四）骨痨（附流注）

概说　骨痨属于阴症，亦有称为骨疽、龟背、流痰、阴疽等者。它的发病原因，不外三种：（1）外因：由于寒邪客于经络之中，以致毒气深沉，附着于骨；（2）内因：由于七情郁结，内干脏腑；（3）不内外因：由负挑重物、跌仆损伤，或由饮食不节、起居不慎，或由房劳过度所引起。

症候

（1）骨痨初期，有时不易觉察，逐渐发生精神萎靡，倦怠，食欲不振，睡眠不安，人渐消瘦；以后患部感觉疼痛，或发生不热、不痛、无头的漫肿，此期脉象或为正常，或为沉细，或为弦细。

（2）骨痨中期，病势逐渐严重，体重日减，气血双亏，出现午后潮热，入睡盗汗。虚邪久留于身，感觉骨痛、腰痛、足痿，甚而腰脊不举、行走艰难。患处疼痛增剧，肌肤良肉下陷萎缩，或发生流注性阴疽漫肿，不红不热，难溃难散；溃后气秽腥臭，脓汁似豆腐花块，

45

极难收口；久病元气日衰，甚至瘫痪，不能起床。此期脉象多现虚、弱、沉、涩、微，若见洪大无根，更属险象。

（3）骨痨末期，患者经细心调养后，病情可逐渐好转，精神日渐恢复，脉趋和缓，肿痛消失，阴疽逐渐平复，脓瘘愈合。亦有诸症虽渐退，但遗有鸡胸、龟背。亦有因病情恶化而终于死亡者。

治法 由于骨痨为毒陷阴分之症，非用阳和通腠之法，不能解其寒凝；阳和一转，则阴分凝结之毒，便能化解。血虚不能化毒者，宜温补排脓；已溃阴血干枯者，宜滋阴温阳。立法在于下列四点：①温通散寒，化阴为阳；②消肿止痛，散瘀解毒；③补气养血，健脾固肾；④通经活络，强筋健骨。

具体治疗骨痨方法，一般采用内外兼治，辨证用药。

（1）早期宜用温通散寒法，可内服阳和汤[2]加减，患部外敷骨痨散[104]。

（2）中期病变进展，症候复杂，随证给予温通解毒、化瘀、补养、通经壮骨、健脾固肾之剂。一切龟背、流痰、阴疽漫肿，宜用阳和汤[2]与犀黄丸[21]隔日轮服法；痛重者可加服骨痨丸[43]。外治仍以骨痨散[104]为主。寒重者骨痨散内可加肉桂；有瘀血者可加血竭；痛者可加乳、没及血竭；肿痛并重者可加倍使用麝香，同时加入血竭、乳、没（骨痨散外敷，每周换药一次）。骨痨患者若呈现阴虚肾亏者，可服六味地黄丸[19]加减，亦可服三胶肾气丸[44]加减；并有骨蒸痨热者，可服青

46

蒿鳖甲汤[45]；盗汗可用生黄芪、生龙骨、生牡蛎、浮小麦等药，以敛汗潜阳；食欲不振者，可酌加香砂六君子汤[46]，以调理脾胃。已溃呈气血双亏、伤口脓水清稀，日久难愈者，内服补气养血方剂，如八珍汤[6]、人参养荣丸[26]、十全大补汤[7]、黄芪膏[22]等药，以补气血。外治可用化腐生肌丹[106]、滚脓丹[109]药粉，撒于疮面，或制成药线插入疮瘘内，促其化脓、滚脓、生肌，最后以凤雏膏[108]、八宝珍珠散[107]、玉黄膏[112]生肌收口。由于骨痨，久病卧床不起，上肢或下肢瘫痪，大小便失禁，这类骨痨患者，预后不良。早期可试服健步虎潜丸[47]、琥珀黑龙丹[41]、虎挣散[48]等药，以通经络、壮筋骨。

（3）骨痨末期，应着重于调养，注意饮食起居。若有症候未全消失者，仍可继续按证用药。

有关骨痨的调理，非常重要。病变进展期内，宜睡木板床，不宜下地活动。休息、日光、营养，都是很需要的。应忌房劳，禁食螃蟹、无鳞鱼。病势减轻后，可逐渐下地活动。切忌乱投药品，恐伤脾胃。骨痨溃后，伤口不易愈合，常流稀脓败浆时，应注意清洁，每隔日换药一次，以促进伤口之愈合。

医案

（1）脊柱骨痨

马××，男，22 岁。1954 年因负重过累，逐渐发生腰痠臂痛，体重日减。1955 年患肺痨，患者更加消瘦，且有午后潮热，虽经抗痨药品治疗，肺痨有所好转，但腰痛不减。第十一腰椎至第一腰椎有显著压痛，

47

右下腹部可触得一硬块。血沉增速。X线摄片发现第十一胸椎至第二腰椎之间，有程度不同之破坏。曾上过石膏固定，用过各种抗痨药品，而未能控制病势之发展。1955年来我院诊治。证属脊柱骨痨，系寒邪凝于脊柱骨间。纯用骨痨散[104]外敷于第十一胸椎至第二腰椎之间，每周换药一次。经用药两个月后，患者精神、食欲、睡眠等均较前大有改善，腰痛消失，X线摄片骨质破坏处开始有增殖现象。治疗三个月后，即进行轻度活动，半年后，X线摄片修复更行显著。治疗一年余，已告痊愈，能骑自行车不感劳累。现在完全恢复工作。

（2）肾俞虚痰

管××，女，30岁。1957年7月患胸背疼痛，且并发恶寒、午后潮热、夜间盗汗。10月突然发生下肢瘫痪，二便失禁。经某医院诊断为第四、五、六胸椎结核，合并截瘫。曾用过抗痨药品，但症状未能控制。后经某中医治疗月余，截瘫渐愈，亦可自行大小便。但患者左腰近肾俞穴相当于第四腰椎旁发生一肿块，逐渐增大，1958年4月破溃流稀脓，似白色败浆。就诊时，气血双亏，面色苍白；由于体虚，步履艰辛。左腰肾俞穴处有馒头大之肿块，中心有小破溃，瘘管深约五寸。脉象沉细而弱，舌苔薄白。此因真阴亏损，致使肾虚而成病。给予八珍汤[6]、黄芪膏[22]、人参养荣丸[26]等，以调气血，用三胶肾气丸[44]以补肾亏。外治用滚脓丹[109]及化腐生肌丹[106]药线，轮换插入疮瘘内。经治半年后，伤口已完全愈合。治疗十个月后，身体已康复，诸症减退，X线摄片亦见显著好转。经治一年后，痊愈而恢复全日工作。

（3）鹤膝痰

范××，女，17岁，中学生。1955年9月觉左膝疼痛，局部有灼热感，且并发高热，在本地某医院诊断为骨结核。经注射链霉素，热退，复作手术切除左腓骨。切片检查，未找到病变。术后左膝仍然作痛，且有肿胀，1956年5月初来京在某医院行手术探查，又未发现病变。但术后左膝红肿疼痛更剧，且伤口一直不愈合，流黄色稀脓。复至北京另一医院，X线摄片显示左膝骨质稀疏，滑膜肥厚，软组织肿胀；局部穿刺抽出干酪样物质。诊断为左膝滑膜结核。1956年8月来我院诊察，患者二颧微红，舌质正常，脉象沉细，左膝上下肌肉萎缩，左膝有疮瘘，深约5寸，流败浆豆腐汁样液。证属鹤膝痰，系由三阴经亏损，寒邪乘虚入里，气血阻滞，注膝而成病。内服犀黄丸[21]、骨痨丸[43]，以消肿镇痛、散瘀解毒；继用八珍丸[6]、三胶肾气丸[44]，以调气血、补肾气、壮筋骨。外治用滚脓丹[109]、化腐生肌丹[106]药线，以拔脓、化腐、生肌。经治一年，伤口完全愈合，体重增加，血沉降至正常范围，X线摄片亦见好转。继用骨痨散[104]外敷于左膝以巩固疗效。1958年已完全恢复学习，经观察二年余，迄今未复发。

（4）兑疽

杨××，男，24岁，工人。1956年因工作不慎，扭伤右腕，一月后，觉右腕肿痛无力，曾经某医院检查，诊断为右腕关节结核，给上石膏固定三个月，因右腕肿痛不已，继而破溃，X线摄片显示右腕桡骨下端有空洞性破坏，且有死骨形成。虽用过各种抗痨药品，仍不见好转。于1956年6月30日来我院诊察，除去石膏，发现右前臂近腕处有一溃疡，约铜钱大小，中有瘘管深约二寸余；脓汁清稀，色如败浆。舌苔薄白，脉沉细。右手无力，右腕关节活动受限。证属兑疽，系寒邪凝于经络。首先用拔脓去腐生肌之化腐生肌丹[106]及滚脓丹药线[109]插入疮瘘中，疮口经治三月后完全愈合。复以温经散寒之骨痨散[104]外敷。经治一年，诸症消失，关节活动自如，X线摄片发现右腕桡骨下端骨质破坏性空洞已有骨质新生，并完全修复。患者恢复体力劳动已二年，迄今未见复发。

体会

（1）病名方面：中医所称的骨痨、龟背、流痰、阴疽、骨疽、附骨疽等病，绝大部分类似现代医学所称的骨关节结核病，其中一小部分亦包括其他的疾病，如骨髓炎、骨炎、骨膜炎、骨瘤肿等，这些病名有待进一步研究与整理。

（2）中医文献方面：早在黄帝内经中对疽症的分类、病因、病理、症候等方面就开始有了较详细的记载。其后各朝代的中医文献中，更加详尽地丰富了这些描述的内容，并且对骨痨的治疗方法积累了许多丰富的经验。特别是明清以来的文献中，如外科正宗、外科证治全生集、外科大成、疡科心得集、医宗金鉴外科心法等医著中，对骨痨的脉、因、证、治各方面，都有了许多发挥。虽然那时我国受时代的限制，没有近代的科学检验仪器，不知骨关节结核是由于结核杆菌的传染而成；但是那时我国的医学家已推想到，骨痨是由于寒邪凝于经络，毒气深着于骨所致。再如对骨痨症候的描述，那种细致的观察，一直到今天还是值得我们学习的，如那时对流痰、阴疽（即现代医学所称的寒性脓肿）的描写，是非常确切而科学的。对于治疗方面，各种法则、方剂，一直到现代，还为临床所使用，并且获得一定的疗效。这些宝贵的医学文献，是值得我们更进一步地学习与研究的。

（3）临床方面：中医对骨痨的治疗，不但有理论根据，亦有临床的实践价值。我们随从段老师在临床学习和工作中，根据老师的经验与治疗的方法，在1958年与252军医院外科共同总结了"中医治疗七十四例骨与关节结核临床疗效初步观察"，其中包括脊椎结核54例，关节结核13例，骨结核7例。本组病例绝大部分病程长，并在其他医疗单位经过各种治疗而无显著效果者。根据二年的临床观察，我们初步体会，中医疗法对止痛、消肿、溃疡与瘘管的愈合，以及全身症状的改善，均有不同程度的效果。疗效初步分析为：痊愈19人（占25.6％），显效41人（占55.4％），无效11人（占14.9％），恶化3人（占4％）；有效率达81％。

（4）中医治疗骨痨的优越性：我们使用段老师治疗骨痨的方法，发现它的主要优点有：

㊀不用石膏固定，能较早期活动，消除了由于石膏固定所带给病人的痛苦，避免了邻近关节强直，减轻了繁忙的护理工作，使病人精神愉快，症状改善。由于能较早期活动，防止了部分并发症的发生。

㈡治疗方法，经济方便，易于推广。一般采用内外兼治，不动手术，不需特殊设备，只要外敷和内服中药即行。

㈢本疗法还可适用部分手术疗法的禁忌症，及对抗痨药物有抗药性者，及用于手术后疼痛、肿胀、瘘管等。

总之，根据段老师治疗骨痨的经验，我们深深体会到祖国医学有丰富的内容，扩大了近代医学对骨与关节结核治疗与研究的范围，今后努力的方向，是提高疗效，中西医应更亲密地协作与研究，来丰富世界医学的内容。

【附】流　　注

概说　流注是一种漫肿无头，皮色不变，发无定处的症候，分阴症与阳症两种。在这里所述的仅指由于骨痨所形成的流注，亦即是属于阴症的流注。本症多因先天肝肾亏损和后天脾胃失调，或是外感寒湿，毒邪入里，阻碍经络，气血凝滞而成。

症候　骨痨所致的流注发病缓慢，常需数月或数年之久。初起时大都不红不肿，不痛或微痛，但感觉患处酸楚难忍；继则漫肿逐渐扩大，皮色仍不改变，触之觉有波动者为里脓已成，流注虽然发无定处，但是骨痨所形成的则大多数好发于腰背部、鼠蹊部、两大腿根之内外侧等部，因而常常影响关节的活动，行动时常感到困难。在漫肿破溃之后，常流出清稀白薄的脓液，疮口经久难愈。

治法 外治：流注初起或是肿块渐成，均可以应用千捶膏[102]贴于患处以消散之；如里脓已成，可切开排脓，并以滚脓丹[109]、化腐生肌丹[106]药线、八宝珍珠散[107]等剂换药治疗。

内治：在初起及里脓尚未形成之际，可用温经通络、解凝散寒之剂，如阳和汤[2]、三胶肾气丸[44]消散之；里脓已成或溃破之后，体虚者用托补之剂，如八珍汤[6]、十全大补汤[7]等剂托补排脓。

医案

孙××，男，31岁。1958年3月24日来我院就诊。主诉自1957年1月起即感觉腰部、右膝部疼痛。午后潮热，夜晚盗汗，体力及食欲均减退。至1957年6月曾在某医院住院治疗半个多月，先按风湿性关节炎治疗，后来经骨科会诊，X线摄片后，始诊断为第一和第二腰椎结核。随即内服雷米封、对胺柳酸钠等药治疗，共约七个多月；同时腰部以石膏固定四个月。又服过一些中药。但腰部酸痛不减，全身仍觉无力，头晕，饮食不佳。检查发现右下腹靠近鼠蹊部有一大肿块，约有10×10×5立方厘米大小，质硬，无压痛，但包块中央较软，微有波动。结合全身症状及以往病历，诊断为：第1、2腰椎结核，并发右下腹部寒性脓肿（流注）。

治疗：内服三胶肾气丸[44]，外敷骨痨散[104]及千捶膏[102]。经治三个月后，右下腹部之流注逐渐缩小，约有5×5×4立方厘米，但波动较前明显，无压痛，其表面皮色正常。又经过四个月的治疗，左侧鼠蹊部又发现

一个约有 $4 \times 3 \times 1$ 立方厘米的肿块,原右侧下腹部的肿块较前稍增大,约有 $8 \times 6 \times 3$ 立方厘米。此时改为内服阳和丸[2];外敷骨痨散[104]于腰部,两鼠蹊流注处贴千捶膏[102]。到 1958 年 12 月 10 日,右侧鼠蹊部之流注破溃,流出一小碗黄白相间之脓汁。此后改用滚脓丹[109]药线及化腐生肌丹[106]药线,每隔日交替换药治疗,而逐渐痊愈。

体会 中医对流注的分类很多,如暑湿流注、湿火流注、疔毒流注、伤筋流注、瓜藤流注、缩脚流注、藕节流注等等,但基本上可分成两大类:即偏于阴症的和偏于阳症的。阴症流注大致相当于西医的寒性脓肿,多由于全身各处的骨与关节结核并发而成。偏于阳症的流注,大致相当于西医的深部化脓性脓肿。

(五)丹　毒

概说 体表忽然发赤,发无定处,皮表如涂丹之状,且伴有寒热者即为丹毒。在文献中关于本病的命名是很多的,但多以"丹"字来表示。其病因多是由于心火及三焦风邪所致。

症候 初起多有寒热,头痛,恶心,全身倦怠,继而发烧,随之皮肤发赤,形如云片,境界清晰,蔓延迅速。若色赤而干,发热作痒者,症属血分有火,外感风寒所致。若皮肤肿胀而亮或兼有渗出者,多为脾肺有热夹湿。故在临床上必须详审脉症,分别论治。

慢性复发性丹毒,通称流火,多生于头面,四肢,症见局部红赤,肿热,流散无定,且有蔓延趋势,虽经治愈，但易再发，较难根治。

治法 本症应以内外兼治为佳，原则上以清热解毒为主，佐以散风或利湿等法。

外治：病变红赤、肿热时，应用砭法，然后外用四味拔毒散[114]外敷。砭法是以三棱针刺病变周围的健康皮肤，使之出血，对病势较急而有蔓延趋势者，收效较佳。四味拔毒散用山西陈醋调敷，药干再以醋蘸之，使局部保持湿润，以促进炎症消退。

内治：化斑解毒汤[49]，适用于火毒盛者；病在下肢者加苍术、黄柏。亦可用经验方：双花四钱、公英五钱、当归三钱、元参三钱、生地三钱、败酱草三钱、栀子二钱、甘草二钱、竹叶三钱、灯心20寸，每日服一剂。热盛者加丹皮、木通、黄芩等；有表症者加防风、牛蒡子、芥穗等。

医案

许××，女，37岁。下肢慢性丹毒已十余年。1959年2月4日因再度复发而来诊。检查：右小腿及大腿外侧明显红肿，并有扩大趋势，皮肤光亮而赤；伴有寒热，脉来细数，舌无苔。诊为丹毒。遂用砭法，放出少量紫血，然后外敷四味拔毒散[114]，以陈醋调敷。经二天，炎症基本消退，再内服化斑解毒汤[49]加减三剂而愈。

体会 丹毒为一常见之病，段老师对此病的治疗有很好的效果。一般先用砭法。采用砭法时，持针必须平，刺病变周围健康皮肤，刺之不可过深，然后外敷四味拔毒散[114]。它对于控制炎症继续蔓延有一定的效果。外敷药干后，反复以醋频涂，以保持局部湿润为原则。

除以上述方法治疗此病外，段老师也采用二黄煎剂[117]外敷，即以粗布（或纱布）蘸二黄煎剂药液，在局部反复进行湿敷，收效亦佳。

对急性病损采用化斑解毒汤[49]及经验方均可收效，但对慢性再发性丹毒必须在原方的基础上，适当地加入通经活络的药物，如归尾、川芎、桑枝、木瓜、丝瓜络等。若病在下肢可加牛膝，病在上肢可加苦桔梗等引经药治疗。

（六）瘿　瘤

概说　瘿是阳症，色红而高突，或蒂小而下垂，状如缨络，故名曰瘿，多生于颈项部。瘤属阴症，色白漫肿，随处可生。二者形状相似，均是不痛不痒，故统称为瘿瘤。瘿瘤病因，或外感六淫，或为山岚水气偏盛，或为七情忧怒，痰湿气滞，以致气血郁滞而成。

症候　瘿分为五种：肉色不变者为肉瘿；其筋脉显露者为筋瘿；若赤脉交络者名血瘿；随喜怒消长者名气瘿；坚硬推之不移者为石瘿。五瘿皆不可破，破则脓血崩溃，以致危及生命。瘤有六种：若怒动肝火血涸而筋挛者，青筋肿起，按之如箸，久而或有赤缕者名筋瘤；若劳役火动，阴血沸腾，外邪所搏而肿者，自筋肉肿起，久而有赤缕或皮俱赤者名血瘤；若郁结伤脾，肌肉消薄，外邪所搏而肿者，自肌肉肿起，按之软者名肉瘤；若劳伤肺气，腠理不密，外邪所搏而肿者，自皮肤肿起，按之浮软者名气瘤；若劳伤肾水，不能荣骨而为肿，自骨肿起，按之坚硬者名骨瘤；质软色淡，柔软如脂，压之下陷，移时复原，不痛不痒者名脂瘤（亦称粉瘤）。

治法 外用千捶膏[102]，内服药以行气活血、破坚为主，可用海藻玉壶汤[50]加减，或以琥珀黑龙丹[41]及龙马自来丹[51]为主，二丹隔日交替服。黑龙丹每晚服一次，每次服一钱；龙马自来丹每晚服一胶囊。除上述药外，可用紫草根煎汤代茶饮。凡是瘿瘤之症，只能用药慢慢消磨，不可用刀针等决破，否则将促使病情发展更快，甚至恶化不治。

医案

吴××，男，23岁。1958年12月21日初诊。

主诉：腰部生一肿块已9个月。于1957年12月觉腰痛，3个月后腰部右侧有肿块，大小如拳头样，肿块增大很快，到1958年11月时已蔓延至腰部左侧，疼痛剧烈，不能行动。曾穿刺过多次，均为黑红色血样分泌物。其后，感身体疲乏无力，疼痛加剧，卧床不起。1958年12月在某医院治疗，诊为腰部肿瘤（性质未提），认为无法治疗，故来我院治疗。

来院时，行动困难，局部疼痛，行动需拄双拐杖，并须人搀扶。检查：肿块位于右髂腰部，大小约24×14×5厘米，表面颜色正常，不能推动，无明显压痛；两侧鼠蹊部可触及两个淋巴结，大小约3×2×1厘米，活动，无压痛。根据以前曾穿刺出黑红色血样物，初步诊断为血瘤（？）。

〔附〕某医院X线摄片所见：第三腰椎右侧下关节、右侧椎弓下部、第四腰椎右上关节突及两下关节突、右侧椎弓、第五腰椎右上关节突、第四腰椎椎体右侧及横突，均有破坏。右侧有一大肿块阴影，内有钙化。

治疗：内服龙马自来丹[51]，每日服一胶囊（有时每隔日服两胶囊）；紫草根煎汤代茶饮（份量不拘多少）。治疗十日后，症状未见明显改善。乃于12月31日开始，除用上药外，又加服汤药，以理气、活血、破瘀为主。处方：归尾三钱、赤芍三钱、川芎钱半、桃仁四钱、红花二钱、血竭三钱、三棱三钱、莪术二钱、制乳没各二钱、牛膝三钱、熟地五钱，每日一剂。一个月后，患者自觉疼痛显著减轻、肿块明显缩小，大小约20×11×1.5厘米。患者去掉拐杖，已能自行走路，走路时亦只觉有轻微疼痛。食欲二便均正常。再以上方继续治疗半年后，肿块缩小至10×10×1厘米。以后停用汤药，继续用龙马自来丹[51]、黑龙丹[41]及紫草根，续服四个月后，局部肿块已不明显，但压之仍有轻度疼痛，久坐后仍感局部酸痛。于1959年9月28日X线摄片复查：腰椎破坏区域大致与前相同，唯破坏区内已可见有较多的形状不规则的新骨生成，破坏区边缘呈蛋壳状致密包壳，尚完整。放射科印象为：第3、4腰椎动脉瘤性骨囊肿。本次检查所见，病变趋向好转。为了证实肿瘤的内容，曾作了局部穿刺，抽出血样物少许；镜检：红血球（卌）。

经过十个月的治疗，患者临床症状有了明显改善，目前仍在继续治疗中。

体会　瘰疬一症，包括范围很广。其中可能包括现

代医学中的某些恶性及良性肿瘤。临床治疗一般很难见
效。中医治疗此症，多以理气、活血、破瘀为主。体弱
者则宜攻补兼施。本例患者经用上述方法治疗后，效果
尚称满意。但好转到一定程度之时，就不再有明显进
步，这个原因尚需进一步观察和研究。

（七）脱　疽

概说　脱疽多生于足趾，生于手指者较少见，病势
发展能使趾指骨节坏死而脱落。其因由于饮食膏粱醇
酒，或郁怒伤肝脾，肾水亏损，阴液消烁所致。

症候　此症未发之先，患者常有烦躁发热，有如消
渴。初起趾端现一小黄疱，如米粒大小，四周皮色紫
黑，渐至腐烂，甚则漫延至趾，侵袭足面，腐败之皮肉
与健康皮肤境界鲜明，其秽臭难闻，虽异香不解。病者
痛苦异常，形同汤泼火燃。病情发展，有快有慢，有轻
有重，甚难预断，常有迁延失治，而致死亡者。

治法　初起应内服解毒济生汤[52]加减，再佐以大
量通络活血药，如赤芍、丹皮、鸡血藤、丝瓜络、桑
枝、金银藤、天仙藤、防己、宣木瓜、茜草、乳香、没
药等，可随症选用。外治：患处皮肉未腐烂败坏者，外
敷大量消炎膏[101]；皮肉已腐者，则见紫黑，用滚脓
丹[109]药面和化腐生肌丹[106]药面隔日轮流撒上，外贴
玉黄膏[112]。腐肉脱尽生新肉时，可用八宝珍珠散[107]
撒患处，再敷凤雏膏[108]。

医案
蓝××，男，56岁。两星期前，发现左脚第二趾

59

尖处疼痛异常，行走异常困难，未加注意。以后脚趾疼痛加剧，夜间尤甚，脚趾第二、三节皮肤发紫色，疼痛牵及小腿，周身不适，有微热，不思饮食。

检查：左脚第二、第三趾节皮肤已溃烂，漫流血水，皮色紫暗，边缘整齐，第三节脚趾已发暗色，压痛明显；尿黄，脉弦数略滑，舌苔薄白。

治疗：溃疡面外撒化腐生肌丹[106]药粉，四周敷以消炎膏[101]；内服犀黄丸[21]每日两钱，兼服下方：木瓜三钱、桑枝三钱、鸡血藤五钱、丹皮四钱、双花一两、连翘五钱、公英一两、归尾四钱，水煎服二次，每日服一剂（犀黄丸同水药晚服一次）。

再诊：一周后疼痛较前稍减，局部无明显变化。

治疗：外敷药同前，内服药原方加乳香三钱、没药三钱，连服七剂。

二周后皮肤颜色已不甚发暗，转淡红色，疼痛逐日减轻，血水少，饮食稍增，二便正常，唯脚趾第三节已坏死，将要脱落。

治疗：内外用药同前。

三周后脚趾第三节已脱落，皮肤颜色已接近正常，肉芽组织新鲜，已不疼痛。

治疗：内服药仍照前方减犀黄丸、没药、乳香，外敷药换八宝珍珠散[107]、凤雏膏[108]敷患处。

五周后伤口痊愈，全身症状消失。

体会

（1）脱疽可能包括西医的血栓闭塞性动脉内膜炎、雷诺氏病及糖尿病坏疽等病。治疗本病，首重通经活络，活血止痛等大法，再随症加减药物进行治疗。因本病患者每当夜间疼痛加剧，故在治疗中应注意使患者能有充足的睡眠，否则将使症状日渐加重，身体日益消瘦，至使健康不易恢复。

（2）段老师治疗脱疽经验，常在患肢发凉，未成溃疡之前，使用艾卷灸涌泉穴，亦能起到一定温通止痛的作用。

（八）肾 子 痛

概说 肾子痛即睾丸生痛，由于湿热下注而引起。

症候 初起时感觉一侧或两侧睾丸微肿及疼痛，触之发硬且有痛感，阴囊皮肤可以看到微红及肿胀，全身多无明显症状；症势加重后，睾丸之肿痛更加剧烈，且常伴有恶寒发热，口渴，小便短赤，苔薄黄或黄腻而干，脉象多弦数。

治法 原则上，主要是清热、解毒、利湿。局部红肿疼痛时，可用消炎膏[101]外敷，以达到消肿止痛之目的。同时服犀黄丸[21]，每日一次，每次一钱至二钱。若疼痛减退后，睾丸仍有微肿时，可以继服茴香橘核丸[53]治疗，以善其后。

医案

姜××，男，23岁，1958年10月15日初诊。

主诉：左侧睾丸肿疼已一个多月，曾在某医院治疗，诊断为睾丸结核（？），服雷米封，对胺柳酸钠等剂一个多月无效，故来本院就诊。检查：左侧睾丸较右侧略肿大，触之有微痛，皮肤微红。全身无异常现象，本人无结核病史，身体一向健康。苔薄淡黄，脉象弦数。诊断为左侧肾子痈。治疗：以消炎散[101]外敷，每日一次，每次用药四钱。内服犀黄丸[21]，每日一次，每次一钱。10月22日复诊，左侧睾丸之肿势大减，皮肤红肿消退。此后继服犀黄丸[21]四个月，并服茴香橘核丸[53]两月余后，则诸症大减。

体会

（1）肾子痈为一常见之疾病，此病可能包括现代医学的急性睾丸炎、副睾炎及副睾结核在内。西医对此病的治疗，多采用保守疗法，虽有较高的疗效，但如果治疗不当，往往可变成慢性睾丸炎。中医治疗急性睾丸炎或副睾炎也有一定的疗效。所以最好是中西医疗法相结合，取长补短，疗效则可更加提高。

（2）本病治愈之后，还可能复发，尤其是在剧烈运动或压碰之后更易复发，所以一定要避免剧烈运动或压伤碰伤睾丸。

（九）痔　疮

概说　痔疮是临床上最常见到的一种肛门病，男女皆发，早在内经上就有了本病的记载。素问生气通天论说："因而饱食，筋脉横解，肠澼为痔"。此后在历代诸家医书中都有详细的记载。尤其是明代陈实功所著的外科正宗，对痔疮的描述更是详尽。他分析痔的病因说："夫痔者，乃素积湿热，过食炙煿，或因久坐而血脉不行，又因七情而过伤生冷，以及担轻负重，竭力远行，气血纵横，经脉交错，又或酒色过度，肠胃受伤，以致浊气瘀血流注肛门，俱能发痔。"

症候 古人对痔疮的分类很多，大约有三十余种，但是目前临床上归纳起来主要是把它分成内痔、外痔和混合痔三种。

（1）内痔：凡是生在肛门之内的痔疮，都称为内痔。内痔初起如豌豆大，不脱出于肛门口外，时常有大便带血的现象，且多呈点滴状流出。经过一些时间，痔疮逐渐增大，形如拇指大小，大便时可以脱出肛门口外，大便后仍可以缩回肛门之内，此时病人常有肛口搔痒及大便不爽快的感觉。到了最后，痔疮更见增大，可以经常脱出于肛门口外而不易缩回肛门口内，故病人常感觉肛口疼痛及下坠，以致坐卧不安，甚至痔疮破溃后，溃烂流脓、痛苦难忍。

（2）外痔：凡是生长在肛门之外的痔疮，都称之为外痔。大多数外痔都是由于大便干燥，便时用力过猛，或是剧烈运动之后而在肛门边缘皮下发生的。初起时为一肿块，如豆粒大小，病人常觉坠胀作痛，其内多有血块形成，痔之表面光滑青紫，可以移动。

（3）混合痔：痔疮生在肛门不内不外的地方，所以称之为混合痔，本症包括有内、外痔的症候，在此就不再多述了。

治法 内痔的治疗主要是通过内治法，可服脏连丸[54]、槐角丸[55]治疗。外痔可用八宝珍珠散[107]加冰片，调玉黄膏[112]外敷。

按：痔疮一症是最常见的疾患之一，段老师在早年曾治疗此病，晚年已不治疗这种病了。由于段老师以前

63

在家开业时的病历已散失不全，所以在此没有医案举出。近年来已大力推行枯痔散、枯痔锭等药治疗痔疮，取得了很好的疗效，此处所介绍的只是段老师早年治疗的经验，仅供同道们参考。

（十）漏　　管

概说　漏管是一种经过缓慢、较难愈合的外科病，其特征为管道较长甚或屈曲，肉芽不良，且有淋沥不止之脓水外渗。其病因多属疮疡治疗不当、排脓不畅所致，亦有部分患者来自内在因素，如骨痨即是。此外还有因手术后创口愈合不良，或因注射某种药物之后，形成无菌性坏死，因而转成漏管者亦非少见。总之，不论其为何种原因所致者，中医认为乃气血虚弱，热毒凝结，或兼有脾胃湿热而形成。

症候　本病的基本特征为疮口过小，脓水浸润，淋沥不止，疮口边缘有隆起性弛缓肉芽，漏管周围皮肤常有轻重不一的色素沉着。一般漏管多无全身症状，若遇有感染时，可出现高烧或微烧，或其他不适。如由于骨痨所致者则多现疲惫无力、夜寐汗出、食纳欠佳、身体羸瘦、日晡潮热等虚弱的症状。久之，身体日趋衰弱，疮口亦更难愈合。

治法　原则上以拔管、提毒、化腐生肌为主。外治：初以滚脓丹[109]药线插入疮口，每日或隔日换药一次，3～4天后改用化腐生肌丹[106]，直至脓液大减或基本消失时，再注入凤雏油[108]于管内，直到痊愈为止。若渗液多，皮肤有浸润时可在外部撒以五味去温散[111]，即可。遇有窦道过深而屈曲者，则不用上述药线，应改用二黄煎剂[117]注入，每日一次，收效良好，且安全可靠。

内治：以辨证论治原则进行治疗。通常多采用解毒补气之品，如四妙汤[18]加减；里热重者可用黄连解毒汤[16]加减；久病体虚者可长期服用黄芪膏[22]。

医案

刘××，女，31岁。主诉臀部因注射后感染，局部发生红肿，经一般消炎治疗无效，乃切开排脓。创口经月余不愈合，乃再作搔扒术，愈合遗留漏管，至今已一年未愈，乃来本院就诊。

检查：左臀外上方有漏管口，窦道深5厘米，有较多渗出液，肉芽不良，周围无急性炎症，髋关节运动正常。常规化验无特殊发现。诊断为单纯性漏管。

治疗：用滚脓丹[109]药线插入漏管内，隔日换药一次。四日后改用化腐生肌丹[106]，隔日换药一次。脓净后改用凤雏油[108]注入，共经二月，漏管完全愈合。

体会　漏管为一难治之症，但应用上述方法治疗，效果尚称满意。在我们的病例中，有部分结核性的和放线菌性的漏管也获得治愈。

（1）滚脓丹[109]和化腐生肌丹[106]药线有杀菌或抑菌作用，并能使坏死组织脱落和起到引流作用，所以能够治愈漏管。

（2）凤雏油[108]这种药对肉芽组织的生长能力有刺激作用，同时又能刺激表皮生长。但应注意的是，必须待脓液基本消失或完全无脓性分泌物时，收效较佳。

65

（3）漏管过深，管道屈曲，则不易将药线放入管底，或者漏管接近内脏，恐有腐蚀穿破之虞，所以我们不主张使用药线，而改用二黄煎剂[117]注入窦道内。这样不但药液可以充满管道内腔，而且安全可靠，部分病例，疗效亦称满意。

总之，本疗法简单方便，经济，不须手术，易为病者所接受。

应用本疗法治漏管虽有许多优点，但疗程较长，是其缺点，这还有待今后进一步研究改进。

第六章 皮肤病及烧伤

按：段老师擅长外科，对多种皮肤病的治疗，均有很好的疗效。现仅选择其治疗的几种皮肤病，如顽癣（附白屑风）、绣球风、湿毒、痦瘟、臁疮、黄水疮等，分别整理于后，以供参考。

（一）顽　癣

概说　顽癣发无定处，搔痒无度，皮厚不知疼痛，多经久不愈或反复发作。此病多因风、湿、热、虫四者为患。

症候　顽癣在临症上由于外观形态的不同，又有风癣、干癣、血癣之分。风癣者皮肤肥厚，粗糙，搔之不起白屑，且搔痒无度。干癣者皮肤肥厚，皮纹粗重，搔之起少许白屑。血癣者病损底盘呈暗红色，但临床非常少见。

大凡顽癣初起，先感皮肤搔痒，以后起淡蔷薇色粟粒性丘疹，表面稍有落屑，病损逐渐扩大，互相融合，形成肥厚的皮损，其大小、形状不一，以后项、肘部、腘窝、荐骶部为好发部位。一般痒感明显，随着七情内动、起居失节、出汗等情况而加重。

治法　治疗顽癣，一般分为三个阶段。最初，皮肤损害较厚，可用五味玉黄膏Ⅰ号[118]或苦杏仁软膏[119]

67

等涂搽患处。约经 3～4 周，皮损变薄后，即改用五味
玉黄膏Ⅱ号[120]涂搽，为期亦约 3～4 周。最后，待皮损
已很薄，可用五味玉黄膏Ⅲ号[121]外用以收功。总共为
期约 2～3 个月。用上述各药时，均每日二次，并注意
用手揉搓，至有轻度热感为止。同时搽药要薄，不宜过
厚，一般不必包扎。至病损完全消失，皮肤恢复正常
时，最好能再持续用五味玉黄膏Ⅲ号[121]涂搽数周，以
防复发。若搔痒剧烈，可先用下述药水洗患处，然后搽
药。对皮肤较薄的部位如股内侧、阴囊等，可用丝瓜络
1～2 两煎水渍洗；对皮损较厚的部位如颈项部的损害，
可用蒜瓣（蒜头连茎叶编成的瓣，干后蒜头已用完，余
下的茎叶部份）5～6 两煎水洗。每次洗 20～30 分钟，
以水温为度，不可用烫水洗。

医案

68 例一：周××，男，9 岁。颈部患顽癣已五年，痒
甚。1958 年 1 月 31 日初诊。患者于五年前于颈部生有
小片皮癣，并逐渐扩大，延及耳后，曾使用 X 线照射
治疗，以及外用药，虽均有效，但终未根治，故来我院
就诊。

检查：枕部有 1.5×2 平方厘米大小之苔癣样皮损，
浸润明显，表面有搔痕。颞部有一小片落屑性损害。几
次检查真菌，均属阴性，故诊断为顽癣（神经性皮炎及
单纯性糠疹）。遂用外治法，以五味玉黄膏Ⅰ、Ⅱ号交
替使用，每日用药一次。同时以蒜瓣煎水渍洗局部，每
日一次。如此经治二个多月，皮损大部转薄，痒感基本
消失，但有时仍感微痒。因有少许皮损仍厚，故改用苦

杏仁软膏[119]外用，局部仍行洗疗。如此又经二月余的治疗，皮损转为正常，病告治愈。愈后一个月复查，未见复发。

例二：×××，男，36岁。主诉：阴部生癣已二年多。患者于二年前感觉阴茎两侧根部搔痒。随后在阴囊正中线部位亦起同样痒感，痒剧时甚至影响睡眠和工作，过去曾接受X线及各种外用药治疗，均未能根治，故来我院就诊。

检查：于阴茎根部双外侧及阴囊正中，可见有限局性境界清楚的浸润性肥厚皮损。呈苔癣样变。双手手指伸侧亦有同样改变。诊断为顽癣（限局性神经性皮炎）。

治疗：外用丝瓜络，每日二两，煎水渍洗，每次20分钟，洗后以五味玉黄膏Ⅰ号[118]揉搓，每日二次。经外洗及涂药治疗二周后，痒感基本消失，可以入睡。继续按上法治疗，二个月后，损害完全消退，病告痊愈。但有时工作紧张时，仍有轻微痒感。

〔附〕治疗152例顽癣临床疗效分析

我们在临床上用五味玉黄膏Ⅰ、Ⅱ、Ⅲ号及苦杏仁软膏计治疗顽癣152例。结果：痊愈48例（31.6%），显效46例（30.2%），进步44例（29.0%），无效14例（9.2%）。疗效标准：（1）痊愈：自觉症状及皮肤浸润消失。（2）显效：自觉症状显著减轻或消失，而皮损大部消退。（3）进步：自觉及他觉症状均有改善。（4）无效：用药后自觉症状及病损不变或反而加重者。

以苦杏仁软膏及五味玉黄膏Ⅰ、Ⅱ、Ⅲ号治疗神经性皮炎收效很好，疗效亦较巩固，且皮肤反应少，在

69

152 例当中仅 11 例（占 7.2％）发现有轻度的皮肤反应，但停药后（约 3～5 天）仍可继续敷用。在痊愈之48 例中，经追踪观察，结果复发率占 16.7％（见下表）。

48 例治愈病例追踪结果

例数 结果 停药月	痊 愈	复 发	不 明
1 月	6	2	4
2 月	5	1	
3 月	5	4	
4 月	5	0	
5 月	4	0	
6 月以上	11	1	
合 计	36	8	4
％	75％	16.7％	8.3％

由上表可以看出，痊愈后复发者多数在三个月以内，三个月以后复发的例数就很少了。所以我们认为，痊愈后继续搽药一段时间，有可能减少复发率。

体会

（1）中医所谓顽癣，包括西医的神经性皮炎，及一部分异位性皮炎和牛皮癣。由于中西医对"癣"的概念不同，所以中医诊断为癣病者，不一定是指皮肤真菌感染所引起之皮肤真菌病。

（2）以五味玉黄膏Ⅰ号[118]、Ⅱ号[120]、Ⅲ号[121]及苦杏仁软膏[119]治疗此类疾病，收效良好，且具有使用方便，疗法简单，病人自己可以掌握，皮肤反应少等优点。但疗程长是其缺点。目前我们针对这一缺点，正进行剂型改良，以期达到缩短疗程，更进一步提高疗效。

【附】白 屑 风

中医所称的白屑风和西医诊断的皮脂溢出性皮炎极为相似。医宗金鉴云，"此症初生发内，延及面目，耳项燥痒，日久飞起白屑、脱去又生……"。我们以五味玉黄膏Ⅰ号[118]治疗皮脂溢出性皮炎效果亦佳，有止痒及消退浸润作用。通常除搽该药外，再以苦参三两、野菊花五钱、白鲜皮三钱，煎水渍洗，效果更为满意。

由对白屑风的治疗效果，我们体会到，五味玉黄膏Ⅰ、Ⅱ、Ⅲ号及苦杏仁软膏，还可以用来治疗一些慢性浸润性皮肤疾患。

（二）绣 球 风

概说 绣球风发于阴囊，又名肾囊风，为一种顽固难愈的搔痒性皮肤病，是因为肝经湿热兼感风邪所致。

症候 初起先感阴囊搔痒，年久皮肤渐变肥厚，纹沟粗重，犹如疙瘩。昼夜搔痒无度，抓破后流出脂水，结痂，常生皲裂。由于搔痒"钻心"，搅扰病家心神不宁，影响日常工作和睡眠。为了解除难忍的搔痒，病人多用热水烫洗，以求暂时缓解。

治法 ①以丝瓜络1～2两煎水待凉渍洗局部，每次15～20分钟，每日二次。②以五味去湿散[111]五钱、玉黄膏[112]五钱，调匀备用，适用于有湿烂、皲裂等皮损。③或用五味玉黄膏Ⅰ号[118]，每日二次，适用于肥厚性皮损。

用法：每次用丝瓜络煎水渍洗阴囊，再涂以上述药膏，涂药时多加揉擦。禁忌：忌用热水烫洗；禁食辛辣食物。

医案

×××，男，25 岁。主诉阴囊搔痒六年，于 1958 年 5 月 29 日来我院就诊。患者于 6 年前先感阴囊搔痒，搔后渗水，时轻时重，阴囊皮肤渐趋肥厚，搔痒加剧时往往影响睡眠。经用紫外线照射，超短波电疗，及各种外用药治疗，均未见效。

检查：整个阴囊皮肤肥厚，湿烂，结痂，皲裂。

诊断：绣球风（慢性阴囊湿疹）。

治疗：用丝瓜络二两，煎水 400 毫升，渍洗。以五味去湿散[111]五钱、玉黄膏[112]五钱，调膏外用。嘱避风，忌用热水烫洗。经一周治疗后痒感基本消失，皮损仍厚。继续治疗一个月，阴囊皮肤显著变薄，偶有痒感，患者感到满意。

体会　中医诊断为绣球风，多符合于慢性阴囊湿疹或阴囊搔痒症，及一部分阴囊部神经性皮炎的诊断。由于阴囊部感觉较为敏感，病人最大痛苦是难以忍受的搔痒。段老师的治疗经验，以丝瓜络煎水洗局部，对缓解阴囊搔痒有时能收到奇效。但有时疗效尚不够巩固，需要进一步研究，提高治疗效果。

（三）湿　毒

概说　湿毒为湿气偏盛所生之疮。由于发病部位的不同，湿毒又有不同的名称：位于耳廓部的，叫做旋耳疮；位于手背部的，称为痾疮；位于踝及胭窝部的，叫做四弯风；此外还有湿癣、血风疮等名称。

幼儿颜面发病状如湿毒，久则肌肤甲错，干燥，迭起白屑，谓之乳癣。发病原因系因幼儿素饮乳汁，渍污面部，便生此癣。

症候　泛发性湿毒，多遍身生疮，形如粟米，搔痒无度，破流脂水，浸淫成片，令人烦躁口渴，搔痒日轻夜重，此为急性期。慢性者，病损多对称而限局，形如茱萸，偶起脓疱，痒痛无时，破流黄水，时好时发，极其顽固。

小儿奶癣为湿毒的一种类型。初生至二岁发此病的婴儿，多现肌肤湿烂，渗水，结痂，呈湿毒样改变，称之为胎毒或胎癥。孩儿长大，皮损渐趋限局，形成皮肤肥厚，皮沟粗重，多与顽癣相类。

治法

内治：（1）急性期：皮肤大量渗水，搔痒无度，且脉现实象者，宜五苓散[56]加生熟枣仁各五钱、朱茯神三钱。

（2）若日久风邪郁于皮肤，则耗血生火，搔痒倍增，夜不得寐，搔破流津血，心烦，大便燥结，咽干不渴，此属血亏火燥，宜地黄饮[57]治之。

（3）妇女月经不调，或思虑伤脾，引起湿毒者，宜服归脾汤[58]加减。

（4）血虚火旺，脉弦大而虚者，宜服逍遥散[40]加减。

外治：（1）急性期可用凤雏膏[108]一两、五味去湿散[111]一两、冰片一钱（研），共调匀外敷，每日1～2次。

（2）慢性期可酌用五味玉黄膏Ⅰ号[118]、Ⅱ号[120]、Ⅲ号[121]或苦杏仁膏[119]外搽。

医案

例一：×××，女，46岁。1958年2月4日初诊。主诉全身生粟粒状小疮，已一月多，极痒。患者于一个月前先在双侧大腿出现红色小疹子，痒，但不著明，近一个月来突然全身泛发，以四肢伸侧为多，对称，剧痒，搔破流水，有集簇性水疱出现，经多方治疗，无明显效果。

检查：全身泛发性（以四肢伸侧、腰荐部为多）成片红斑、丘疹及集簇的丘疱疹，有些湿烂，皮肤呈褐色色素沉着。脉沉细无力，舌苔黄厚。诊断：湿毒（泛发性湿疹）。治疗：外用五味去湿散[111]调凤雏膏[108]。内服香砂六君子汤[46]，以和脾胃，每日一剂。服至十二剂病损即见好转，停止服药，单纯给以外用药涂搽，经三个月治疗，基本稳定。

例二：×××，女，40岁。主诉周身起湿毒四个多月，痒而渗水。近四个月来反复在脸部、上臂、下腿、头部出现渗水性搔痒的病损，曾用各种方法治疗，稍见好转，但时好时坏。有月经失调及"胃病"史。检查：于双肘、前额部有成片糜烂及结痂的病损。脉滑，舌无苔。诊断：湿毒（慢性湿疹）。治疗：内服和血清热祛风之剂。处方：当归三钱、杭芍三钱、黄芩二钱半、菊花三钱、芥穗钱半、生甘草二钱，水煎服。外用五味玉黄膏Ⅰ号[118]、Ⅱ号[120]交替使用。经三个月治疗，基本稳定。

体会 湿毒一般符合湿疹（急性或慢性）的诊断。我们体会到急性期以内服药为主，慢性期以外用药为主，收效较快。投以内服药时不应拘泥于清热利湿之剂，其他如养阴清热、散风活血之剂亦可随症应用。

段老师治疗湿疹有一定成效，但是在治愈后，往往有部分病人轻度复发，因此如何控制复发问题还有待今后继续研究。

（四）痦 瘟

概说 痦瘟俗称风疹块，系因汗出受风，或卧露乘凉，风邪入于皮腠所致。

痦瘟的病因虽由于风，但因病者身体情况的不同，故在病机上又可分为以下三种类型：

（1）**热盛型**：多数是由于病者表虚多汗，汗出当风，风邪客于肌肤与热相搏，而生痦瘟。但亦有少数病者，表里三焦俱实，证见大便秘结，口干思饮，外发痦瘟。

（2）**血虚型**：此型多见于妇女，有月经不调史或产后气血亏损的症状。

（3）**湿盛型**：病者有明显的湿证，如身体重坠，下肢浮肿，脉滑，舌苔白腻等症候。

症候 瘩瘟发病急骤，忽然在皮肤上起风疹块，好象被虫咬而引起的疹块一样。疹块的形状有如豆瓣，堆累成片，瘙痒异常，搔之多随手而起。

瘩瘟的颜色有赤白二种。赤色的属热，遇热则重，遇冷则缓。白色的属寒湿，遇冷或天寒则重，遇暖或天晴则减。

治法 原则不外疏风固表、疏风清热、疏风养血、清热利湿、健脾利湿等大法。

内治：症属风热两盛者，多日间痒甚，宜秦艽牛蒡汤[59]加减。若发热无汗，口干舌燥，大便秘结者，宜服防风通圣散[9]。若表虚自汗，风邪久留不散者，宜玉屏风散[60]或四生散[61]加减治疗。如为血虚风盛，多夜间痒甚，宜当归饮子[62]加减。如湿重受风，可用五皮饮[63]或猪苓汤[64]加减治疗。总之，瘩瘟一证，病因比较复杂，临诊时必须详审脉症，分别表里，辨明虚实，分别加以治疗。

外治：（1）麦麸疗法〔见第七章验方[7]〕。

（2）百部一两浸白酒二两，一星期后，取药酒以布蘸，外搽患部。

禁忌：患瘩瘟者一般应避风凉，禁食发物如螃蟹、无鳞鱼及其他由病者的生活经验中可引起发疹的食物。

医案

×××，女，31岁。主诉起风疹块已7～8天，每天发作，以夜间为重，搔痒难忍。既往史：十年来每年发作，每次发作数天或数周不等，就能自行缓解，服抗过敏药未能制止发作。检查：于四肢皮肤可见多数大小不等风团样损害，皮肤划痕试验阴性，白血球6850，嗜酸性12％，脉缓，舌无苔。患者有吹风后加重史。证属表虚受风，宜祛风固表，方用四生散[61]内服。处方：黄芪六钱、独活三钱、白附片二钱、沙蒺藜三钱，水煎服，服一剂。次日即停止发作，共服四剂，观察一周后停药，但以后未作追踪观察。

体会　痦瘰或风疹块符合于荨麻疹的诊断，是一种很常见的病证，临床上有急性和慢性二种。急性的投以疏风清热之剂，往往症状很快消除，段老师多采用祛风解表或散风活血的方法来治疗，效果很好。慢性的则比较不易治愈，但亦可达到减轻症状或暂时制止发作的目的。

（五）臁　疮

77

概说　臁疮生于小腿，俗称"烂腿"，在女性又有"裙边疮"、或"裙风"、"裤口疮"等名称。臁疮临症上有新、久，内、外臁之分。此证系由湿热下注，瘀血凝滞于经络，以致肌肉紫黑，痛痒无时，或由于风热湿毒相聚，或因打仆抓磕亦可形成。

症候　臁疮初起赤肿，搔痒无度，继而破溃腐烂，疼痛难忍，步履艰难，疮口开阔者多皮烂肉现，臭秽可畏，脓水淋漓，以致周边皮肤浸淫搔痒。有时溃及脉络，以致出血不止。外臁属足三阳湿热，比较易治；内臁属足三阴虚热，比较难治。

治法　凡臁疮溃疡面的肉芽污秽腐臭难闻者，可先用生理盐水棉球或双氧水棉球清洗疮面，然后撒布化腐生肌散[106]药粉于疮上包裹之，每日换药一次。约过3～4天，俟肉芽转为红润，再用八宝珍珠散[107]五钱，配凤雏膏[108]一两，调匀外敷。至肉芽已平，可用凤雏膏[108]每日2～3次，滴注于疮面，至充盈为度，外用油纸复盖，再以纱布垫包扎，直至表皮长满。

内治：中医认为患溃疡者多属虚症，汪机说："下部生疮虽属湿热，未有不因脾肾虚而得之"。因此临床上多投以补养之剂，如四君子汤[65]加生黄芪、鹿角胶之类治疗。

调理：忌房事及避免久站，要减轻劳动，抬高患肢，以利于治疗。

医案

×××，男，40岁，1957年12月2日初诊。主诉右下腿内踝部发生溃疡已十五年，几乎每年反复发作，这次发病已五月余，发病后不久在某医院做右下肢大隐静脉结扎术，术后溃疡未见好转。

检查：右下腿内踝部有4×4平方厘米大小之溃疡，肉芽暗红，边缘呈堤状隆起，周围皮肤发厚，呈暗褐色。

治疗：外用凤雏膏[108]局部滴注，每日二次。内服四君子汤[65]加味，处方：党参三钱、白术四钱、茯苓三钱、炙甘草三钱、鹿角胶三钱（后入）、生芪四钱，水煎服，经两个月治疗后溃疡完全愈合。

体会 臁疮一般是指下腿溃疡而言，但是下腿溃疡的原因很多，诸如静脉曲张、损伤（包括烫伤、外伤）、结核、肿瘤等，均可引起本病。段老师的经验方适用于治疗静脉曲张及损伤性下腿溃疡，尤其是对于外伤引起的溃疡，愈合尤为迅速。由于取材方便收效亦佳，可以广泛采用。并初步体会到风雏膏[108]外敷，对疮面肉芽新生方面，有良好的效果。

（六）黄 水 疮

概说　黄水疮又称滴脓疮，系一种脓水淋漓的脓疱疮，易自家传染或传染给他人。此证乃因脾经湿热，或外受风热所生。以小儿罹病者为多，且多见于暑伏季节。

症候　病症多见于头、面、耳、项等露出部位。初起多忽生黄色粟粒大小的水疱，周边间见红晕，疱液初为透明，随即变为混浊，微感发痒，抓破脓疱，脓水淋漓，顷刻延开，疮水到处，随即成疮，疮水干后，多结黄痂。如处理不当，有缠绵数月而不愈者，且传播迅速，有蔓延之势。

治法　本症多以外治为主，可用龟板散[122]每日涂布患处1～2次。必要时投以内服药，原则上以清热疏风为主，方剂如升麻消毒饮[66]，黄水多者加苍术；痒剧者加入浮萍、朱茯神、柏子仁、生熟枣仁等。

医案

例一：×××，男，3岁，1958年10月31日初诊。患儿耳后生疮，流黄水已6～7天。于6～7天前先于右耳后起一小脓疱，搔破后大量渗水，剧痒。家中其兄染有同病。检查：于右耳后及项部有二片湿烂、渗

79

水、结黄痂之病损，周边皮肤红晕。所属淋巴结肿大。诊断：黄水疮（脓疱病）。治疗：龟板散[122]一钱用适量花椒油调涂。由于涂药不规则，经 19 天治疗方愈。其兄涂药三天即愈。

例二：×××，女，5 个月。患儿生黄水疮已三个月。于三个月前先于双耳周围发生湿烂、渗水、结痂之皮损，渐渐延开，且于右上臂及大腿部起同样病损。伴有轻度痒感。诊断：黄水疮（脓疱病）。用龟板散[122]花椒油调涂五天即愈。

体会　黄水疮符合西医脓疱病的诊断。由于该病传染力较大，加以小儿皮肤构造的特点，以及对自然界接触污染的机会较多，所以儿童罹病率较高。流行时除注意隔离外，单纯外用龟板散[122]或配合内服药治疗，效果非常满意。一般能按规则用药，避免搔抓，3～5 天即可痊愈。

80

（七）缠腰火丹

概说　缠腰火丹又叫串腰龙，或火带疮，或称蛇串疮，是生于腰胁部的疱疹性皮肤外科病，如生在其他部位者，则称之为蜘蛛疮。此病发病较急，痛如火燎，故又有火丹之称。发病原因多为肝胆两经湿热凝结而成。

症候　此病来势较急，患部呈集簇性丘疹或水疱，常有剧烈之疼痛，多生于一侧，但亦有环腰而生者。初起患者有轻度不适，如微烧、头痛、倦怠等。局部经过数天后即自行结痂，除少数病例外，一般无后遗症发生。

治法 治疗此症多用内治为主，外治为辅的方法。

内治：多用清热解毒之品，佐以止痛安神。

（1）龙胆泻肝汤[17]加减，适用于风火盛者。

（2）除湿胃苓汤[13]加减，适用于脾经湿热，流水作烂者。

（3）经验方：公英板蓝根汤[67]，干湿二型均宜。

外治：以黄连膏[123]外用，保护疮面，预防感染，每隔一日换药一次。

医案

夏××，男，37岁，1958年12月8日初诊。主诉：腰部疼，起小泡，已三天。三天前即有不适，随于腰部发现密集的小水疱，有刺痛。病变由后侧向前伸展，服止疼剂未效。检查：于左腰部沿第7～12肋走行处，有集簇性水疱及丘疹。水疱内容稍混浊；口干苦，微烧。诊断为缠腰水丹（带状疱疹）。

治疗：外敷黄连膏[123]，每二天换药一次。内服清热解毒剂，公英板蓝根汤[67]加减，处方：双花五钱、胆草一钱五分、公英五钱、板蓝根五钱、牛蒡子二钱、带皮苓三钱、黄芩三钱、朱茯神三钱、生甘草一钱，水煎服，两剂。二日后来诊，部分水泡干涸结痂，痛止。惟体虚多汗，故于前方内减牛蒡子、胆草，加生黄芪三钱；外用仍敷黄连膏[123]，共历四日，病告全愈。

体会 缠腰火丹符合于西医带状疱疹的诊断。我们以中药治疗本病数例，均获得满意效果，且方法简便经济，符合多快好省的原则。初步体会到，使用经验方治疗时必须重用公英、板蓝根（可用到一两），否则收效较缓，痛甚者可用御米壳少许，但不可量大，更不可经常用。

（八）烧　　伤

概说　烧伤为一意外损伤，包括烫伤与火伤，中医文献称为烫火伤或汤泼火伤，常因滚汤、沸油或火焰失误所致。不论其为何种原因所致的烧伤，其预后因伤害之程度不同而有所差异，其轻者易治，重者难愈。

症候　轻者仅现局部症状，重者见症复杂。

局部症状：（1）浅度烧伤，有红斑和有已破或未破的水疱，或皮色红而润，或有轻度的水肿，剧痛，即西医所指第Ⅰ度和浅Ⅱ度烧伤。（2）深度烧伤，皮肤发干，颜色惨白或焦枯，早期皮下水肿，微痛，即所谓深Ⅱ度及Ⅲ度烧伤。

全身症状：大面积烧伤常呈现全身症状，且症状往往较为复杂，与烧伤之程度（即组织伤害之深浅）、病人健康情况、病期阶段有直接关系。常见的症状，有高烧，神志不清，昏睡，谵语，重者口干渴，大便秘，小便短赤，脉来频数而微，呼吸浅表，四肢厥逆等。此为火毒内攻之症，必须全力抢救，否则火毒内攻，极难救治。

治法　小面积浅度烧伤，仅用局部治疗即可，大面积烧伤必须内外兼治，中西结合，收效较佳，现分述于后：

外治：初期宜防腐止痛，中期宜防腐拔毒，后期宜生肌活血、收敛等法。总之均宜清凉之剂以去火毒，而

82

忌用辛热之品。烧伤病人初诊时，创面的一般处理非常重要，多以2％黄连水或5％黄柏水冲洗，直到创面污物洗净为止。关于水疱的处理，通常不予剪破，以防招致感染，若水疱较大者，可用三棱针从水疱根部刺破，排出内容即可，然后外用其他药膏敷之。

外用药：

（1）清凉膏[124]，有清凉防腐的作用，且可止痛，适用于第Ⅰ～Ⅱ度烧伤，每日一次即可。

（2）地榆黄连粉[125]，适用于第Ⅰ～Ⅱ度烧伤，有解毒、收敛、防腐、止痛的作用。

（3）五味去湿散[111]加玉黄膏[112]，适用于浅度烧伤渗液多者，有收干止痛之效，若渗液多而有糜烂现象者，可加煅龙骨、海螵蛸等，收效更速。

内治：在辨证论治的基础上进行治疗。初期以清热解毒为主，中期宜清热解毒佐以养阴之品，后期以调和气血、扶持正气为主。

（1）初期：方剂以黄连解毒汤[16]加减、加味银花甘草汤[68]、犀角地黄汤[15]加减。有高热、神昏、谵语者，应配合内服安宫牛黄丸[34]或局方至宝丹[69]。

（2）中期：以养阴清热解毒为主，常以增液汤[70]加鲜石斛、花粉、双花、栀子、黄连、竹叶等品，必要时配合安宫牛黄丸[34]、至宝丹[69]等。

（3）后期：常以保元汤[71]为主，加绿豆、甘草、金银花等，若一般情况良好者，仅服绿豆甘草汤[72]或绿豆甘草汤加人参、黄芪等代茶频饮。

体会 中医对烧伤之治疗是丰富多彩的，疗效亦常令人满意。经验证明，中医疗法对止痛、消肿、抑制感染，以及改善症状等方面，都有一定的优越性。小面积烧伤仅以外治法即可，大面积烧伤必须内外兼治。同时，中西医的紧密合作是治疗大面积烧伤胜利的保证。此外大面积烧伤之外用药的选择还必须小心谨慎，一定要使用毒性小，或无毒性的药品，否则极易发生吸收中毒的危险。内服药则又必须本着辨证论治的原则，不可拘泥一方一药。应当强调，任何阶段的烧伤治疗，绝对禁用汗、吐、下三法，以免伤阴液；否则伤阴过甚，则变证百出，颇难抢救。

【附注】：段老师生前曾在院外对大面积烧伤病例进行过会诊，那些病例都是比较严重的，在中西医密切结合治疗下，中医在治疗中，起到一定的作用。因治疗经过比较复杂，所以在本节未作病案介绍。

第七章 验 方

按：这里所介绍的验方（共二十三则），系段老师口授，我们还未在临床上使用过，兹一并刊出，仅供参考。

〔1〕主治：**黄水疮，湿毒。**

药物：大叶杨树皮（朝太阳光之树皮）

配制：将树皮之外层及里层剥去，留中间一层，晾干，放于砂锅内以文火炒成褐色，候凉，研成细面，用真香油调膏。

用法：敷药于患处，每日二次。

禁忌：热水熏洗。

〔2〕主治：**臁疮腿**（下腿溃疡）。

药物：鸡腿大葱。

配制：置大葱于微火（柴火）中烧至皮黄，剥去焦皮，捣烂。

用法：将捣烂之大葱敷于患处，约三分厚，用绷带固定，三日更换一次，以九次为一疗程。葱用多少随疮面大小而定。

〔3〕主治：**湿毒**（湿疹）。

药物：黄柏四两、青黛七钱、黄连二钱。

配制：共研极细面，用香油调膏。

用法：敷患处，每日三次，包扎。

〔4〕主治：**钱癣**。

药物：红古铜钱一两、老陈醋2～3两、泥坯一个。

配制：用铁丝将红古铜钱串起，置火中烧红，投入老陈醋内，待醋内冒泡，状如沸腾时，再倒醋于事先挖好之凹窝能装老醋之泥坯上，这时泥坯内冒泡。

用法：将泥泡用手指搅匀，取泥涂于患处，每日一次。

〔5〕主治：**肛门奇痒**。

药物：干菟丝子一两。

配制：置菟丝子于砂锅内，加水120毫升，煎成浓汁。

用方：涂汁于肛周，每日临睡时涂布。

〔6〕主治：**冻疮裂口**。

药物：山里红（山楂）。

配制：将山里红放于火上烧熟，去皮核，取肉研烂。

用法：将药敷于患处，日易一次。

〔7〕主治：**风疹痒甚者**。

药物：麦麸二斤、山西陈醋三两。

配制：置麦麸于砂锅内用文火炒至褐色，泼醋于麦麸上，即用。

用法：趁热用麦麸搓周身患处，如麸凉再炒，同样泼醋。每次持续20～30分钟，每日一次，三次为度。

禁忌：忌辛辣等刺激性食物，避风寒。

〔8〕主治：**皮肤酵母菌病**。

药物配制及用法：①椿树胶，涂布；②杨树狗脊

（杨树花，春天生长）烧存性，加适量冰片，香油调匀，涂布。

〔9〕主治：**皮肤色素性母斑。**

药物：凤眼珠（椿树子）五钱炒黑研、玉黄膏二两、雄精一钱、冰片五分。

配制：上药各研细与膏调匀。

用法：涂患处，每日二次。

〔10〕主治：**现症梅毒**（活动性梅毒）。

药物：鲜马齿苋一斤半（男用红色，女用白色）。

配制：把马齿苋入砂锅内煮烂，拧汁六两。

用法：分三次服，每次服二两。

〔11〕主治：**杨梅疹**（二期梅毒疹）。

药物：万年灰一两二钱、马齿苋十一斤。

配制：把万年灰研成细末与马齿苋混合搅匀。

用法：涂患处，每日一次。

〔12〕主治：**烧伤。**

药物：玉簪花20个、香油二两。

配制：把花浸于香油内一个月，花黄去花，留油备用。

用法：涂油于患处，包扎。

〔13〕主治：**烧伤。**

药物：出生三天内、不长毛、未睁眼之小鼠七个，香油三两。

配制：置小鼠于香油内浸泡二个月。

用法：涂油于患处。

〔14〕主治：**温毒痄腮。**

药物：井台口里之绿苔泥。

制法：把苔泥取下，调匀。

用法：敷于患处。

〔15〕主治：**温毒痄腮。**

药物：鲜菟丝梗一两（立秋前后者）、鸡蛋清一个。

配制：将鲜菟丝梗捣烂，加入蛋清内搅匀。

用法：外敷（成人、儿童均可）。

〔16〕主治：**寒腿。**

药物：大麻叶（以线麻、青麻为标准）。

配制：以三伏天之鲜麻叶三张选齐。

用法：以三张为一迭，盖满两腿，绷带包扎，每隔三天一换。

〔17〕主治：**噎膈。**

药物：生鸡蛋一个、狗宝一分研细。

配制：于生蛋壳顶端钻一小孔，加入狗宝细末，以纸封固，置文火上烧熟。

用法：内服鸡蛋。

88

〔18〕主治：**花眼**（远视眼）初发现。

药物：菟丝子、元参盐水炒各四两。

配制：研为细末，炼蜜为丸如梧子大。

用法：每日晚间临睡时服三钱，白水送下，轻者二料，重者三料。

〔19〕主治：**小儿线虫**（蛲虫）。

药物：菟丝子一两、百部草一两。

制法：置药物于锅中加水 180 毫升，煎成浓汁。

用法：每日临睡，抹于肛门皱襞周边。

〔20〕主治：**小儿线虫**（蛲虫）。

药物：百部五钱、75％酒精 40 毫升。

配制：把百部浸入酒精内，越久越好。

用法：取药水涂抹于肛门处，每日睡前一次。

〔21〕主治：**一、二期肺结核。**

药物：江米面七斤、白及面三斤。

配制：将上述两面混匀，加水调成糊状，置火上煮熟，每次服相当于干面一两六钱。

用法：用独头蒜一头蘸糊吃，每早服，服后行走 30 步（空气新鲜之旷地），逐渐增加。以一百日为一疗程。

注意：禁房事，子午之时应当睡眠。

〔22〕主治：**风火牙痛。**

药物：生苦杏仁一两

制法：将苦杏仁浸入温水内（半天）把皮剥去，放在碗内捣烂，再加凉水少许（约 20 毫升），再捣，至成乳白浆状物即成。

用法：取双层纱布，把捣好之苦杏仁浆包好，拧汁，如左边牙痛，滴于左耳内，以灌满为度。患者感到发烧时，令浆液流出，再滴入新苦杏仁浆，一日三次（每次反复滴 5 次），直滴至痛止为度。

〔23〕主治：**关节肿痛。**

药物：白萝卜丝（晒八成干）二斤、香附粉三钱、山西老醋二匙。

配制：用平底砂锅炒萝卜丝至焦，加香附，滴醋拌匀，包在布袋内。

用法：热敷患处，隔日一次。

89

第八章 附 方

（一）内 服 方

〔1〕**仙方活命饮**（证治准绳） 亦称真人活命饮，主治一切痈疽、发背、疔毒、疮毒等阳证未溃者。

处方：穿山甲三大片（炒另研） 皂刺五分 归尾一钱五分 甘草节一钱 金银花二钱 赤芍五分炒 制乳没各五分 花粉一钱 防风七分 大贝母一钱 白芷一钱 陈皮一钱五分

用法：水酒各半煎，恣饮尽醉。

〔2〕**阳和丸**或汤（证治全生集） 主治骨槽风、流注、阴疽、石疽等漫肿平塌的一切寒凝阴证。

处方：熟地一两 白芥子二钱（研炒） 鹿角胶三钱 肉桂一钱（去皮研粉） 麻黄五分 姜炭五分 生甘草一钱

配制：共为细末，炼蜜为丸重二钱。

用法：每日服一次，每次服一丸。

禁忌：阳症及阴虚有热者。

〔3〕**透脓散**（外科正宗） 主治诸痈疽肿毒，内脓已成未溃者。

处方：当归 金银花各五钱 生黄芪四钱 穿山甲 白芷 川芎 皂角刺 牛蒡子各一钱

用法：水煎服，疮在上先饮酒一杯，后服药；疮在下先服药，后饮酒。

90

〔4〕**托里排脓汤**（医宗金鉴） 主治痈疽已溃、排脓不畅、气血双亏者。

处方：当归 白芍（酒炒） 人参 白术（土炒） 茯苓 连翘（去心） 金银花 贝母（去心）各一钱 生黄芪二钱 陈皮八分 肉桂六分 甘草四分 生姜一片

用法：清水煎分二次服，毒在胸上加桔梗一钱，在下者加牛膝八分，在顶上者加白芷五分。

〔5〕**托里养荣汤**（证治准绳） 主治气血俱虚，脓将成而根盘散漫不收，或脓血大泄，作渴发热者。

处方：人参 炙黄芪各二钱 白芍（炒） 当归（酒拌） 熟地 麦冬 川芎 白术各一钱 五味子（研） 炙甘草各五分 姜二片 枣一枚

用法：一般每日一剂，水煎服。

〔6〕**八珍汤**（证治准绳） 主治气血两亏、神疲肢倦等症。

处方：人参 茯苓 白术（炒） 白芍 川芎 熟地（酒拌） 当归各一钱 炙甘草五分 生姜三片 大枣三枚

用法：水煎服二次。

〔7〕**十全大补汤**（局方） 主治诸虚百损、疮疡久不收口、脓血清稀、溃而不敛等症。

处方：八珍汤原方加炙黄芪一钱五分 肉桂一钱

用法：水煎服二次。

〔8〕**荆防败毒散**（证治准绳） 主治风热相搏，邪气在表，发生疮疡，寒热作痛，大头虾蟆瘟，咽喉肿痛，便痈腹胀，肿腮，漏腮等症。

处方：荆芥穗 防风 独活 羌活 前胡 柴胡

枳壳（麸炒）　桔梗　赤茯苓　川芎各一钱　甘草五分

　　用量：酌情用药。

　　用法：用时加薄荷一钱，清水煮去渣，食远温服。寒甚加葱三枚；痛在头上加白芷、升麻；在上身倍加桔梗；在手加薄荷、桂；在腰加杜仲；在腿加牛膝、木瓜。

　　〔9〕**防风通圣散**（刘河间方）　主治一切风湿暑湿，内外诸邪，气血怫郁，表里三焦俱实，及疮疡肿毒，丹斑瘾疹，大便秘结，小便赤涩等症。

　　处方：防风　川芎　当归　白芍（焙，一作酒炒）　大黄（煨）　薄荷　麻黄（去节）　连翘　芒硝各五钱　石膏（煨）　黄芩（焙）　桔梗各一两　滑石三两（飞过，一作一两，一作煨）　生甘草二两　荆芥穗　白术（土炒）　栀子（炒）各二钱五分

　　制法：共为细末。

　　用量及用法：每服二至三钱，清水一碗，加生姜三片煎至六分，食前温服。

　　〔10〕**加味羌活胜湿汤**（证治准绳）　主治风湿为病，湿多于风者。

　　处方：羌活　独活　藁本　防风　蔓荆子　川芎　苍术（泔水浸炒）　黄柏（酒炒）　荆芥　炙甘草

　　用法：加生姜清水煎服。

　　〔11〕**独活寄生汤**（千金方）　主治湿毒内攻，腰腿拘急，筋骨挛痛。

　　处方：川独活　桑寄生　杜仲（去皮切姜汁炒去丝）　川牛膝（去芦酒浸）　北细辛　秦艽　白茯苓　桂心（一作

92

官桂） 防风 川芎（酒洗） 人参各一钱五分 炙甘草 当归（酒洗） 白芍药（酒洗） 熟地各一钱

用量：依症而异，酌情用药。

用法：清水二大盏，加生姜 3～5 片，煎至七分去渣。食前温服。气虚下利去地黄。

〔12〕**牛蒡解毒汤**（疡科心得集） 主治头面风热，颈项痰毒或风热牙痛等。

处方：牛蒡子 薄荷 荆芥 连翘 山栀 丹皮 石斛 玄参 夏枯草

用法：清水煎分二次服。

〔13〕**除湿胃苓汤**（医宗金鉴） 主治脾胃湿热，丹毒。

处方：苍术（炒） 厚朴（姜炒） 陈皮 猪苓 泽泻 赤茯苓 白术（土炒） 滑石 防风 山栀子（生研） 木通各一钱 肉桂 生甘草各三分 灯芯 50 寸。

用法：水煎分二次服，食前温服。

〔14〕**玉女煎**（张景岳方） 主治阴虚胃火齿痛。

处方：生石膏三至五钱 麦冬去心二钱 知母 牛膝各一钱五分 熟地五钱至一两

用法：清水煎，去渣温服。

〔15〕**犀角地黄汤**（千金方） 主治伤寒温病，热伤血分，吐血衄血，蓄血瘀血，溺血，倒经，血崩，赤淋，妊娠吐血，产后衄血，小儿痘疹，麻疹，火灼液亏者。

处方：犀角屑一钱（磨水无犀以川升麻代） 生地八钱（酒浸捣烂） 丹皮（去心）一钱 白芍七钱。

93

用法：共碎，每服二至五钱。

〔16〕**黄连解毒汤**（外台秘要） 主治热盛，烦躁呻吟，谵语，不得眠，脉实有力者。

处方：黄连三钱 黄芩 黄柏各二钱 栀子十四枚（擘）

用法：清水煎分二次服。

〔17〕**龙胆泻肝汤**（局方） 主治肝胆实火，缠腰丹毒。

处方：龙胆草（酒炒）三分 黄芩（炒） 炒栀子 泽泻各一钱 木通 车前子各五分 当归（酒拌炒）二分 柴胡一钱 甘草 生地（酒炒）各三分

用法：水煎分二次服。

禁忌：虚火及气虚下陷者忌服。

〔18〕**四妙汤**（外科说约） 补气养血，解毒，为疡科首用捷法。

处方：黄芪五钱 当归一钱 银花一钱 甘草二钱

用法：水煎服一日二次。

〔19〕**六味地黄丸**（钱乙方） 主治肾精不足，虚火上炎，头目眩晕，腰膝痿软，骨蒸痠痛，小便淋漓或失禁，遗精梦泄，经事不调，小儿虚损等。

处方：熟地八钱（砂仁酒拌九蒸九晒杵膏） 山茱萸肉 干山药（炒）各四钱 牡丹皮（酒洗微炒） 白茯苓（人乳汁制焙） 泽泻（淡盐酒拌炒）各三钱

配制：共为细面，蜜丸如梧桐子大。

用法：每服 70～80 丸（一作二至三钱），淡盐水送下。

禁忌：实证及一切阳症者忌服。

〔20〕**托里透脓汤**（医宗金鉴）　主治痈疽已成未溃者。

处方：人参　白术（土炒）　穿山甲（炒研）　白芷各一钱　升麻　甘草节各五分　当归二钱　生黄芪三钱　皂角刺一钱五分　青皮（炒）五分

用法：清水煎分二次服，病在上先饮煮酒一钟，病在下部先服药后饮酒，病在中部药酒相兑匀热服。

〔21〕**犀黄丸**（外科全生集）　主治痈疽疮疡，失荣，石疽，乳岩，瘰疬，痰核，流注，肺痈等。

处方：牛黄三分　麝香一钱五分（一作三分）　乳香一两　没药一两（均去油）

制法：各研细末，用黄米饭一两捣烂为小丸。

用法：每日一次，每次服五分至一钱。

〔22〕**黄芪膏**（经验方）　补中益气，固胃调营，益血壮筋，长肉排脓止痛。

处方：黄芪根适量　蜂蜜适量

配制：加水，文火收膏。

用法：每日三次，每次服三至五钱。

〔23〕**柴胡清肝汤**（医宗金鉴）　主治鬓疽初起，不论阴阳表里。

处方：柴胡　生地　赤芍　牛蒡各一钱五分　当归　连翘（去心）各二钱　川芎　黄芩　生栀（研）　花粉　甘草节　防风各一钱

用法：水煎分二次服。

〔24〕**瓜蒌牛蒡汤**（医宗金鉴）　主治乳痈初起，憎寒壮热，及胃火郁结者。

处方：瓜蒌仁　牛蒡子　花粉　黄芩　生栀子（研）连翘（去心）　皂刺　金银花　生甘草　陈皮各一钱　青皮柴胡各五分

用法：水煎分二次服。

〔25〕**复元通气散**（医宗金鉴）　主治乳痈，腹痛，耳痛，耳聋等症，凡由毒气滞塞不通者均可应用。

处方：青皮四两　陈皮四两　瓜蒌仁二两　穿山甲二两金银花一两　连翘一两　甘草（半生半炙）二两

用法：共研细面，每服二钱，黄酒送下，亦能作汤剂，但药量可酌减。

〔26〕**人参养荣汤**（局方）　主治脾肺俱虚，发热恶寒，肢体瘦倦，食少作泻，或溃疡气血亏弱，寒热不退，疮口不敛等症。

处方：人参　陈皮　黄芪（蜜炙）　桂心　酒当归白术　炙甘草各一钱　白芍（酒洗）一钱五分　熟地（酒拌）五味子（炒杵）　茯苓各七分五　远志（去心炒）五分

用法：加生姜三片　大枣一二枚　清水煎分二次服

〔27〕**飞龙夺命丹**（外科正宗）　主治脑疽，疔疮，发背，乳痈疽，附骨疽，一切无名肿毒，恶疮。

处方：轻粉　冰片　麝香各五分　血竭　胆矾　寒水石各一钱　干蟾酥（酒化）三钱　乳香　没药　朱砂　铜绿各二钱　雄黄三钱　蜗牛二十一个　蜈蚣一条。

制法：共为细末，研蜗牛和丸，如绿豆大，朱砂为衣。

服法：每服3～10丸，用热酒送下，避风盖被，出汗为效。如无汗，以热酒助之，重者再进一服。

〔28〕**护膜散**（医宗金鉴） 主治季肋、胸胁、腰腹等空软之处发痈疽，将溃未溃。

处方：白蜡　白及各等分

用法：共为细末，轻剂一钱，中剂二钱，大剂三钱，黄酒或米汤送下。

〔29〕**菊花清燥汤**（证治准绳） 主治石榴疽，肿硬焮痛。

处方：菊花二钱　当归　生地　白芍（酒炒）　川芎　知母　贝母（去心研）　地骨皮　麦冬（去心）各一钱　柴胡　黄芩　犀角（镑）　升麻　生甘草各五分　竹叶二十片　灯心二十寸

用法：水煎服分二次。

〔30〕**梅花点舌丹**（外科全生集） 主治疗疮、脑疽、发背、痈疖、一切无名热毒初起。

处方：制乳香　制没药　硼砂　明雄　熊胆　血竭　葶苈　沉香　冰片各一钱　麝香（须当门子）　朱砂　犀牛黄各二钱　珍珠三钱

制法：共为细末，另用蟾酥二钱（人乳汁化开），和匀捣融作五百丸，如绿豆大，金箔为衣，蜡壳收好。

用法：每次1至3粒，葱白内捣碎，陈绍酒送下，睡眠取汗。据段老师经验，服药时宜先含于舌下，俟觉舌麻时再用陈绍酒送下。

禁忌：孕妇忌服。

〔31〕**五味消毒饮**（医宗金鉴） 主治疗毒。

处方：双花三钱　野菊花　蒲公英　紫花地丁　紫背天　葵子各一钱二分

97

用法：水一杯煎至八分，加无灰酒半杯，再煎二三沸热服二次，盖被取汗。

〔32〕**牛黄抱龙丸**（医方集成） 清热镇惊化痰。治小儿急惊风，手足拘挛，痰涎壅盛。

处方：胆星一两 赤茯苓五钱 全蝎一钱五分 僵蚕三钱 天竺黄三钱五分 计五味，共为细粉，每二两三钱细粉兑：牛黄四分 琥珀二钱五分 雄黄二钱五分 朱砂一钱五分 麝香二分

配制：共为细末，蜜丸重五分，朱砂为衣，蜡皮封固。

用法：每服一至二丸，每日二次，婴儿酌减。

〔33〕**赛金化毒散**（经验方） 清热化毒。主治余毒不净，口渴便秘烦躁。

处方：乳香 没药各二两 贝母 黄连各二两 赤芍 花粉 大黄各四两 甘草一两五钱 冰片五钱 雄黄二两

配制：共为细末和匀。

用法：每日服二次，每次服二分，三岁以下酌减。

〔34〕**安宫牛黄散**（丸）（温病条辨） 主治温毒热盛，神昏谵语，痰浊内闭，痉厥抽搐。

处方：牛黄 郁金 犀角 黄连 朱砂 栀子 黄芩 雄黄各一两 梅片二钱五分 麝香二钱五分 珍珠五钱

配制：共研细末为散剂（炼蜜为丸，重一钱，金箔为衣，蜡护）。

用法：每服四分，小儿减半（丸药服一丸）。

〔35〕**夺命汤**（外科全生集） 主治一切疔毒，痈肿。

处方：银花　金线重楼　黄连　赤芍　泽兰　细辛　僵蚕　蝉蜕　青皮　甘草

用法：分量随时斟酌，水煎服，日一剂。

〔36〕**醒消丸**（局方）　主治诸痈肿。

处方：乳香　没药各一两　麝香三分　雄精五钱

制法：共研末以黄米饭一两，共捣为小丸。

用法：每服一至二钱，酒送下，醉复取汗。孕妇忌服。

〔37〕**普济消毒饮**（李东垣方）　主治疫疠，憎寒壮热，头面肿甚，目不能开，气逆上喘，咽喉不利，口燥舌干者。

处方：黄芩（酒炒）　黄连（酒炒）各五钱　人参三钱　橘红　元参　柴胡　桔梗　生甘草各二钱　连翘　牛蒡子　板蓝根（无则以青黛代之）马勃各一钱　白僵蚕　升麻各七分

用法：清水煎服。

〔38〕**内消瘰疬丸**（经验方）　主治瘰疬结核。

处方：当归二两四钱　川芎一两六钱　白芍二两四钱　夏枯草四两　胆草　葛根　黄芩　三棱　莪术　黄连各二两四钱　桔梗　升麻　广皮　花粉各一两六钱　连翘三两二钱

配制：共为细末，蜜丸二钱重。

用法：每日服一次，每次一丸。

禁忌：无鳞鱼、螃蟹。

〔39〕**小金丹**（外科全生集）　主治流注、痰核、瘰疬、乳岩、横痃、贴骨疽、蟮拱头等。

处方：白胶香　草乌头　五灵脂　地龙　木鳖各一

两五钱　乳香（去油）　没药（去油）　当归身各七钱五分　麝香三钱　墨炭一钱二分

配制：共为细末，糯米粉一两二钱为糊，打千锤为丸，如芡实大，每料约二百五十粒。

用法：每日服一次，每次一丸，敲碎陈酒送下，醉盖取汗，如流注将溃或溃久者，可日服二丸。

〔40〕**逍遥散**（局方）　主治肝气抑郁，血虚火旺，头痛目眩，颊赤口苦，倦怠烦渴，咳嗽寒热，两胁作痛，小腹重坠，经血不调等。

处方：柴胡（炒）七分　白术（蜜水拌蒸）　茯苓　当归各一钱　白芍一钱五分　炙甘草　陈皮各五分　薄荷五分　煨姜三片

用法：水煎服二次。

〔41〕**琥珀黑龙丹**（外科正宗）　主治一切瘿瘤，不论新久。

处方：琥珀一两　血竭二两　京墨五钱　五灵脂（炒）海带　海藻　南星（姜汁拌炒）各五钱　木香三钱　麝香一钱

配制：共研细面，炼蜜为丸，每丸重一钱，金箔为衣，晒干密收。

用法：每服一丸，食前后热酒化服。

禁忌：已经溃破者及孕妇忌服。

〔42〕**内消片**（苏州市中医院方）　主治瘰疬，骨疽，肿痛坚硬，已溃未溃均可用。

处方：炙甲片八两　蜈蚣二两　斑蝥一两　全蝎四两

制法：共研细面和匀，加糯米糊烘干后压制成片，每片重 0.5 克。

用法：每次服二片，但要注意尿的改变，如有异常时停服。

禁忌：螃蟹、无鳞鱼。

〔43〕**骨痨丸**（经验方） 通筋活络，散瘀止痛。主治骨痨及由骨痨所发生的截瘫或疼痛不止者。

处方：当归 熟地 故纸 牛膝 防风 灵仙 宣木瓜各三钱 杜仲 茯苓 川芎 乳香 没药各二钱 木耳一斤

制法：共为细面，炼蜜为丸重二钱。

用法：每日服一丸。

〔44〕**三胶肾气丸**（旅大市骨结核研究小组方） 主治骨痨患者久病体质衰弱者。

处方：熟地八两 山药 山茱萸各四两 牡丹皮 茯苓 泽泻各三两 鳖甲胶 鹿角胶 龟板胶各一两

制法：共为细面，蜜丸二钱重。

用法：每日一次，每次一丸。

禁忌：阳症者忌服。

〔45〕**青蒿鳖甲汤**（温病条辨） 主治温病夜热早凉，热退无汗，热自阴来者。

处方：青蒿三钱 鳖甲五钱 知母二钱 丹皮二钱 桑叶二钱 花粉二钱

用法：清水五杯，煮取二杯，日再服。

〔46〕**香砂六君子汤**（万病回春） 主治中虚气滞，痰湿内阻，胸中满闷，食难消化，呕恶腹痛，肠鸣泄泻等症。

处方：人参 甘草各一钱 茯苓 白术各二钱 法半

夏　陈皮_{各一钱五分}　木香_{一钱}　砂仁_{一钱五分}

用法：水煎服二次。

〔47〕**健步虎潜丸**（朱丹溪方）　主治肾阴不足，筋骨痿软，不能步履，臁疮，下元虚冷，精血亏损及骨蒸劳热等症。

处方：龟板（炙）　黄柏（盐酒炒）各四两　知母（盐酒炒）　熟地各二两　牛膝三两五钱（酒蒸）　白芍一两五钱　锁阳（酒润）　虎胫骨（炙）　当归（酒洗）各一两　陈皮七钱五分（盐水润）　干姜五钱

配制：共研细面，羯羊肉二斤酒蒸捣膏，酒煮米糊为丸，梧桐子大。

用法：每日二次，每次二钱。

〔48〕**虎挣散**（旅大市骨结核研究小组方）　主治骨痨、风湿病、大骨节病。

处方：马钱子一两　穿山甲三钱　川附子三钱

配制：先将川附子用水浸三日，每日换水一次，晒干，研为细面；穿山甲土炒黄色研细；马钱子用清水浸十五日，夏日每隔日换水一次，冬季用温水每隔五日换水一次，刮净皮毛，切成一分厚细条，入香油锅中煎至油沫净，再煎数滚，透心黄脆时取出，再用黄土拌炒至土粉有油气时，再将土筛出，如上法炒三次，油净，取马钱子研为细面，与上二药合匀。

用法：成人每次一分或一分五厘，最多不可超过二分；幼儿2～10岁，每次服五厘，每日一次。

禁忌：如患有肾炎，心脏病，孕妇，高热，血压高等忌服。

〔49〕**化斑解毒汤**（医宗金鉴）　主治丹毒。

处方：升麻　石膏　连翘（去心）　牛蒡子（炒研）黄连　知母　黑元参　人中黄各一钱　竹叶二十片

用法：水煎服，每日两次。

〔50〕**海藻玉壶汤**（外科正宗）　主治瘿瘤。

处方：海藻　贝母（去心）　连翘（去心）　昆布　制半夏　陈皮　青皮　川芎　当归　独活　甘草节各一钱海带（洗）五分

服法：水二盅，煎至八分，量病上下，食前后服。

〔51〕**龙马自来丹**（经验方）　处方因故暂缺，俟后发表。

〔52〕**解毒济生汤**（医宗金鉴）　主治脱疽。

处方：当归　远志（去心）　川芎　天花粉　柴胡黄芩　犀角（镑）　麦冬（去心）　知母　黄柏　茯神　金银花各一钱　红花　牛膝　生甘草各五分

用法：清水煎，食前服。如生指间，去牛膝，加升麻。

〔53〕**茴香橘核丸**（笔花医镜）　主治偏坠疝气，坚硬疼痛。

处方：小茴香四十两　橘核四十两　槟榔四十两　香附四十两　青皮四十两　玄胡索四十两　昆布四十两　大茴香四十两　川楝子八十两　荔枝核八十两　补骨脂二十两　莪术二十两　肉桂十六两　桃仁十六两

配制：共为细面，水泛小丸。

用法：每日服二次，每次服三钱。

禁忌：忌食生冷。

〔54〕**脏连丸**（证治准绳）　主治大便下血，日久不止，肛门坠痛。

处方：黄连二两酒炒　公猪大肠一段（肥者长二尺，水洗净去油腻）（一方加槐角二两）

配制：黄连研细面，装入大肠内，两头用线扎紧，放锅内，用酒二斤八两同煮，慢火熬，以酒干为度，将药肠取出捣如泥，添糕糊为丸，梧桐子大。一作同韭菜蒸烂，捣作饼，焙干研面，水煮米糊为丸。

用法：每日一次，每次服三钱，空腹温酒或米汤送下。

禁忌：忌生冷。

〔55〕**槐角丸**（疡医大全）　主治痔瘘便血。

处方：槐角子　槐花各八两　槟榔四两　黄芩三两刺猬皮二个（酒浸烘）

配制：共为细面，炼蜜为丸，梧桐子大。

用法：每日服一次，每次服三钱，空腹热汤送下。

〔56〕**五苓散**（张仲景方）　主治疮毒湿热。

处方：茯苓（去皮）　猪苓　白术各一两八钱　泽泻一两桂（去粗皮）五钱

用法：共为细面，每服三钱，多饮热水。

〔57〕**地黄饮**（医宗金鉴）　主治血风疮，痒极不眠。

处方：生地　熟地　生首乌各三钱　当归二钱　丹皮元参　白蒺藜（炒去刺）　僵蚕炒各一钱半　红花　生甘草各五分

用法：清水煎，早晚服。

104

〔58〕**归脾汤**（济生方）　主治忧思伤脾，血虚发热，食少体倦，脾虚不能摄血，致妄行吐下，健忘怔忡，惊悸少寐，心脾作痛，自汗盗汗，肢体肿痛，月经不调，晡热内热，妊娠郁结伤脾，流注不能消散收敛者。

处方：当归身（酒洗）一钱　人参　茯神　黄芪（炒）白术（土炒）　龙眼肉　炒枣仁各二钱　木香　炙甘草各五分　远志（去心）一钱　生姜三至五片　红枣一二枚。

用法：水煎服二次。

〔59〕**秦艽牛蒡汤**（医宗金鉴）　主治痞癧痒甚。

处方：秦艽一钱五分　犀角（镑）　牛蒡子（炒研）　枳壳（麸炒）　麻黄（蜜炙）　黄芩　防风　生甘草　元参升麻各一钱

用法：清水二盅煎至八分，温服。

〔60〕**玉屏风散**（世医得效方）　主治风邪久留不散，表虚自汗。

处方：防风二两　黄芪六两　白术二两

制法：共研细面。

用法：每服三至四钱，加生姜大枣煎服。

〔61〕**四生散**（局方）　主治表虚受风搔痒，痞癧，妇人血风。

处方：黄芪（蜜炙）　羌活　沙苑蒺藜（去刺）　生白附子各二两。

用法：研为细末，每服二钱。

〔62〕**当归饮子**（外科正宗）　主治阴虚血燥发痒。

处方：当归　生地　白芍（酒炒）　川芎　首乌　荆

芥　防风　白蒺藜各一钱　生甘草　黄芪各五分。

用法：水二盅煎八分饭后服。

〔63〕**五皮饮**（淡寮方）　主治湿邪在表者。

处方：桑白皮　地骨皮　生姜皮　大腹皮　五加皮各等分。

〔64〕**猪苓汤**（张仲景方）　主治阳明少阴二经湿热。

处方：猪苓　茯苓　泽泻　阿胶（炒）　滑石（碎）各一两

〔65〕**四君子汤**（局方）　主治气短面白，脾胃虚弱。

处方：人参一钱至三钱　白术一至二钱　茯苓一至一钱五分　甘草六分至一钱。

〔66〕**升麻消毒饮**（医宗金鉴）　主治黄水疮。

处方：升麻　归尾　赤芍　双花　连翘（去心）　牛蒡子（炒）　生栀子　羌活　白芷　红花　防风　生甘草桔梗各一至二钱

用法：水煎服。

〔67〕**公英板蓝根汤**（经验方）　主治缠腰火丹。

处方：蒲公英五钱　板蓝根五钱　双花三钱　连翘三钱黄芩二钱　朱茯神三钱　柏子仁三钱　生甘草二钱

用法：水煎分二次服。

〔68〕**银花甘草汤**（十法方）　主治一切恶毒及烧伤。

处方：鲜金银花五两　甘草节一两

用法：捣烂入砂锅铫内，清水二碗，慢火煎至一半，加无灰酒一大碗，再煎十数沸，分作三服，一日夜服完。重者一日两剂，服至大小便通利，则药力到。下部加牛膝。

〔69〕**局方至宝丹**（局方）　清热解毒，镇惊安神。主治温病神昏谵语，循衣摸床。

处方：犀角　朱砂　雄黄　玳瑁　琥珀各一两　麝香　龙脑各一钱　牛黄五钱　白胶香一两五钱（为末，以水搅澄，去砂土，微火熬成膏）。

制法：共为细面，入膏中，蜜丸一钱重，金箔为衣。

用法：每服一丸，温开水送下；小儿酌减。

〔70〕**增液汤**（温病条辨）　主治阳明温病，无上焦证，数日不大便而阴液亏者。对烧伤病人，损失体液多者，用之亦有助于恢复。

处方：元参一两　连心麦冬　细生地各八钱

〔71〕**保元汤**（李东垣方）　主治营卫气血不足等虚症。对烧伤病人之恢复期亦效。

处方：炙黄芪三钱　人参三钱　炙草一钱　肉桂三分
用法：清水煎二次服。

〔72〕**绿豆甘草汤**（验方）　清热解毒。治水火烫伤。

处方：绿豆一两　甘草一钱（虚者再加人参三钱　黄芪三钱）
用法：水煎服。

（二）外　用　方

〔101〕**消炎膏**（经验方）　主治温毒发颐、痈疽、

发背、痄腮、疔疖、乳痈、跌仆损伤、湿痰流毒等红肿痛热之炎症。外敷此膏，可以消炎散肿，解毒止痛。

处方：如意金黄散八两　雄精二两　苏雄二两　冰片一钱　双氧水　玉黄膏适量

附：如意金黄散方（外科正宗）：天花粉　黄柏　大黄　片姜黄各一两六钱　白芷一两　厚朴　橘皮　甘草　苍术　生南星各六钱　共研为细面

配制：先将雄精、苏雄、冰片研细，再徐徐兑入金黄散研匀备用（此即为消炎散）。

用法：临用前先用双养水调玉黄膏和匀成稀糊，再徐徐兑入消炎散，调成稠膏，外敷患处。如敷后药膏发干，可用凉龙井茶水淋于药上，以保持湿润。一般每日换药一次，如药膏太干，可每日换二次。

禁忌：本膏有刺激性，故疮疡溃后，浸流脓水或表皮有湿疹者均禁用。

〔102〕**千捶膏**（经验方）　主治淋巴腺结核，阴性脓肿，核坚硬者皆可贴用。

处方：蓖麻子仁十五两　血竭花三两　儿茶三两　乳香三两　没药三两　广丹五两　银朱七钱　广松香二十四两　当门子二粒

配制：先将当门子研细，然后徐徐兑入血竭、儿茶、乳香、没药、广丹、银朱、松香，研细，再用铁锤砸蓖麻子仁，随砸随兑药粉，蓖麻仁砸完，药粉亦兑完，即成膏。将锅盛药膏坐于水内，沸煮七十二小时左右，即成稠膏，备用。

用法：将煮成之热膏摊于纸上约一分厚，不拘大小，用时在热水壶外温化，贴于患处即可。

禁忌：皮肤有湿疹或贴后引起刺激性皮炎作痒者，均须暂停贴用。溃破者禁用。

〔103〕**阳和解凝膏**（外科全生集）　主治脑疽、乳疽、瘰疬、冻疮及一切阴疽流注。

处方：牛蒡（新鲜叶茎根）三斤　白凤仙梗（新鲜者）四两　川芎四两　川附子　桂枝　大黄　当归　肉桂　官桂　川乌　草乌　地龙　僵蚕　赤芍　白芷　白蔹　白及　乳香　没药各二两　续断　防风　荆芥　五灵脂　木香　香橼　陈皮各一两　苏合香油四两　麝香一两

配制：用大麻油十斤，先将牛蒡、凤仙熬枯去渣。次日除乳没、麝香、苏合香油外，余药俱陆续入锅煎枯，去渣滤净。秤准斤两，每油一斤加炒透黄丹七两，熬至滴水成珠，不粘指为度。将锅取下，入乳香、没药、麝香、苏合香油搅和。半月后可用。

用法：摊贴患处。

〔104〕**骨痨散**（经验方）　主治骨与关节结核未溃者。

处方：藤黄六两　生川乌　生草乌　生白及　生甘草各四两　麝香一钱三分　狗宝一钱

配制：先将藤黄、川乌、草乌、白及、甘草共轧成细面和匀，然后将研极细之狗宝、麝香面兑入备用。如缺麝香、狗宝，可改用生龙骨五钱、山奈一两代替，效果亦好。

用法：将适量药粉放入碗内，以滚开白水调成稠糊状，以敷后不往下流为度。用量根据病位不同，如膝关

109

节可用药粉一两至一两半，腰关节可用八钱。敷时病灶处应稍厚于周围约半公分。外用纱布，胶布固定，如在腰部可用腹带固定。

禁忌：螃蟹、无鳞鱼。

〔105〕**蟾酥条**（经验方） 主治疔毒、脑疽等症。

处方：蟾酥二钱（酒化） 轻粉 铜绿 枯矾 寒水石（煅） 胆矾 乳香 没药 麝香各一钱 朱砂三钱 雄黄二钱 巴豆霜二十一个（去油）

配制：以上各为细末，于端午日午时，在净室中先将巴豆霜同蟾酥和研稠粘，再入各药，共捣极匀，与富强粉打成稠浆糊和匀制成药线。

用法：用于毒气很重之疮口，而脓汁又不易排出者。用药线插入疮口。

〔106〕**化腐生肌丹**（经验方） 主治结核性瘘管及一般痈疽溃后腐肉未脱者。

处方：白降丹三钱 乳香三钱 没药三钱 炉甘石三钱 海螵蛸三钱 珍珠三分 梅片一钱 麝香五分 白丁香一钱 狗宝五分

配制：先将降丹、麝香、梅片、狗宝研成极细粉，以听不到乳钵内沙沙的声音为度。然后兑入乳香、没药、甘石、螵蛸、丁香，共研为细粉。珍珠放于挖好一槽之豆腐内煮沸十余分钟，稍凉取出，研细粉兑入上面所述药粉内即可。如需用药线时，可兑白面稠浆糊和匀，搓成药线备用。

用法：根据疮口深浅，毒气轻重，用适量药线插入疮口内，可以起到化腐生肌、消毒杀菌、引流等作用。

如疮面很大，没有窦道，可以外撒粉剂，外盖敷料。

禁忌：肉芽增生时勿用，以防新肉过长。

〔107〕**八宝珍珠散**（经验方）　凡因气血亏损，生肌长皮缓慢者，外用此药有促进上皮组织增生及敛口杀菌等作用。

处方：石决明　龙骨　轻粉　石膏　海螵蛸各二两　狗宝二钱　象皮八钱　当门子一钱五分　珍珠一钱

配制：先将珍珠放入豆腐内沸水煮十余分钟，然后再与狗宝、当门子置乳钵内研匀极细，以听不到沙沙声为度，再兑以上各药面，和匀即可备用。

用法：可干撒或调以玉黄膏或凤雏膏外敷疮面。对生肌敛皮有良好效果。

禁忌：凡痈疽毒气未净，内含腐肉者禁用。

〔108〕**凤雏膏或油**（经验方）　主治生长迟缓之创面与瘘管等，有助长新生之效。

111

处方：龙骨一钱　没药一钱　血竭一钱　轻粉五分　梅片五分　熟鸡子黄十个

配制：鸡子黄炸油，其他各药共研细面，放入鸡子黄油内，混合调匀，装于消毒瓶中备用。

用法：将稠油滴入疮面或瘘管内。

〔109〕**滚脓丹**（经验方）　主治结核性瘘管及溃疡内含腐肉局部坚硬者。

处方：红升丹一两　麝香五分　梅片一钱半　老广丹或炒红粉三两

配制：先将麝香，梅片研细，再研红升丹混匀研细，徐徐加入老广丹，研至听不到乳钵内之沙沙声为度。兑白面稠浆糊和匀，搓成药线备用。

用法：根据疮口之大小深浅，插入一条或数条药线，可以起滚脓、软坚、祛腐、引流之作用。如疮面大，腐肉过多时，可以外撒滚脓丹粉或调玉黄膏外敷。

禁忌：新肉增生及疮口将敛时勿用，如疮口小、脓灶大者勿用，腋窝及胸腹部溃破较深者少用。

〔110〕**三品一条枪**（医宗金鉴）　主治坚硬衣膜疮及疔核、瘰疬、痔瘘诸症之瘘管。

处方：白砒一两半　明矾二两

制法：研为细末，入小罐内，炭火煅红，俟青烟已尽，迭起白烟片时，上下红彻即住火，取罐安地上一宿，取出约有净末一两，加雄黄二钱四分、乳香一钱二分，研为极细末，厚糊搓成线条，阴干。

用法：插入瘘管，外敷玉黄膏。

禁忌：此药力量猛，只可用于死肌顽肉及不知痛痒之疮，其余不可轻用。

〔111〕**五味去湿散**（经验方）　主治湿疹浸流黄水，及一切皮肤病作痒者。

处方：黄柏一两　蛤粉二两　轻粉一两　白芷一两　石膏二两　梅片二钱

配制：先将梅片轻粉研细，后兑余药研匀即可。

用法：如患急性泛发性湿疹，可用此粉装入纱布袋内，外扑患处；如黄水浸淫，可用玉黄膏和匀成膏外敷患处。凡是由内部湿热发于皮肤成疮作痒，或流黄水皆可使用。用药量之多少，须视疮面之大小而定。

禁忌：凡不是由湿毒引起之皮肤病勿用。

〔112〕**玉黄膏**（经验方）　主治烧烫伤，痈疽溃疡。有生肌收敛作用。

处方：当归身—两　白芷三钱　甘草节—两　片姜黄三钱　白蜡冬用三两，夏用四两　真芝麻油—斤

配制：将草药浸泡于芝麻油中三昼夜，放于文火上炸至枯黄色，滤去药渣，加白蜡，再放于火上化尽，微凉，再加轻粉二钱，梅片一钱，搅匀即成膏。

用法：一般将药膏摊于敷料上贴患处，也可以与其他药粉调膏使用。

〔113〕**四黄膏**（经验方）　主治红肿高大，无名肿毒。有消肿止痛之功。

处方：黄连　黄柏　黄芩　土大黄　芙蓉叶　泽兰叶各—两　共为细末。香油—斤　黄蜡四两

制法：先熬开香油，然后入黄蜡温化，次入上粉末药，用力拌搅，使之均匀，即可使用。

用法：适量，外敷患处。

〔114〕**四味拔毒散**（经验方）　主治一切阳症积血丹毒，红肿疼痛，乳痈初起皆可敷用。

处方：明雄黄四两　苏雄四两　白矾八两　冰片二钱

配制：将白矾砸成细面，然后徐徐兑入明雄和苏雄，研匀后，再把冰片研粉兑入即成。

用法：药粉适量，倾入碗内，以山西陈醋调成膏状，敷于患处，薄厚约一分左右，如药干后再用毛笔蘸醋涂药上，以保持该药湿润直至八小时左右，然后以小米水洗干净。

〔115〕**芙蓉膏**（经验方）　清热消肿止痛。治一切

红肿疼痛、已溃未溃之痈疽阳症。

处方：芙蓉叶二两　泽兰叶二两　黄芩一两　黄连一两　黄柏一两　大黄一两

制法：共为极细面，以凡士林一斤共调匀成膏。

用法：适量，外敷于患处。

〔116〕**生肌散**（经验方）　主治疮疡痈疖，浸润糜烂，及黄水疮。有生肌收口之功。

处方：象皮　乳香　没药　血竭　龙骨　海螵蛸　赤石脂各五钱　冰片一钱五分

配制：共研细末。

用法：干撒患处。

〔117〕**二黄煎**（经验方）　主治局部炎症，丹毒糜烂。

处方：黄柏一两　黄连五钱

配制：上药加水 2500 毫升，慢火煎成 1000 毫升，滤过去渣。

用法：湿敷或冲洗患处。

〔118〕**五味玉黄膏Ⅰ号**（经验方）　主治神经性皮炎（皮损较厚者）。

处方：五味去湿散一两　雄精一钱　广丹一钱　硫黄一钱　玉黄膏一两

配制：先研雄精、硫黄、广丹，次入五味去湿散和匀，再调以玉黄膏搅匀即成此膏。

用法：涂搽患处。

〔119〕**苦杏仁软膏**（经验方）　主治神经性皮炎、头癣、慢性毛囊炎。

处方：生苦杏仁五钱　五味去湿散一两　玉黄膏一两雄精一钱　硫黄五分

配制：首先将苦杏仁放于砂锅内，文火炒成黑色，拿出放于乳钵内研成泥状，另用乳钵将雄精、硫黄、五味去湿散研细，再将玉黄膏、苦杏仁泥，与面药调匀，成膏备用。

用法：先用蒜瓣子煮水洗患处，然后搽药膏。每日换药一次，每次换药时需要以蒜瓣子水洗净后，再涂新药。

禁忌：用于溃疡面。

〔120〕**五味玉黄膏Ⅱ号**（经验方）　主治神经性皮炎（皮损较薄，浸润近乎消退者）。

处方：五味去湿散一两　广丹一钱　雄精一钱　血竭一钱　轻粉二钱　玉黄膏一两

配制：先研广丹、雄精、血竭、轻粉，研细后兑入五味去湿散，再加入玉黄膏，调匀备用。

用法：外涂患处。

〔121〕**五味玉黄膏Ⅲ号**（经验方）　主治神经性皮炎（皮损薄，浸润基本消退者）

处方：五味去湿散一两　雄精　血竭各一钱　冰片五分　玉黄膏一两

配制：将血竭、冰片、雄精研细，次兑入五味去湿散，再调玉黄膏，共调匀成膏备用。

用法：外搽涂患处。

〔122〕**龟板散**（经验方）　主治黄水疮。

处方：败龟板二十两　马尾连一两　红粉五钱　冰片

一钱

制法：研为细末。取芝麻油（或花生油）一两，投入花椒四至五个，用文火炸枯，去花椒留油备用。

用法：临用时以适量龟板散调花椒油，以不流为度，搽患处。

〔123〕**黄连膏**（经验方） 清热解毒，治一切溃疡。

处方：黄连一钱　当归尾一钱六分　生地三钱二分　黄柏一钱　姜黄一钱　黄蜡一两　香油四两

制法：以上诸药共研细末，置香油内煎去渣，下黄蜡一两，即成膏备用。

用法：敷患处。

〔124〕**清凉膏**（医宗金鉴） 主治汤火烫伤。有收敛、清凉止痛之作用。

处方：石灰末十斤　香油一斤

制法：用凉水泼开石灰末搅浑使澄清，取其清汁一斤加香油一斤，以木棍顺搅数百转，自然稠粘如糊，即可使用。

用法：涂伤处。

〔125〕**地榆黄连粉**（经验方） 主治烧伤。

处方：地榆　黄连各等分

制法：共为细末。

用法：撒于伤面。

116